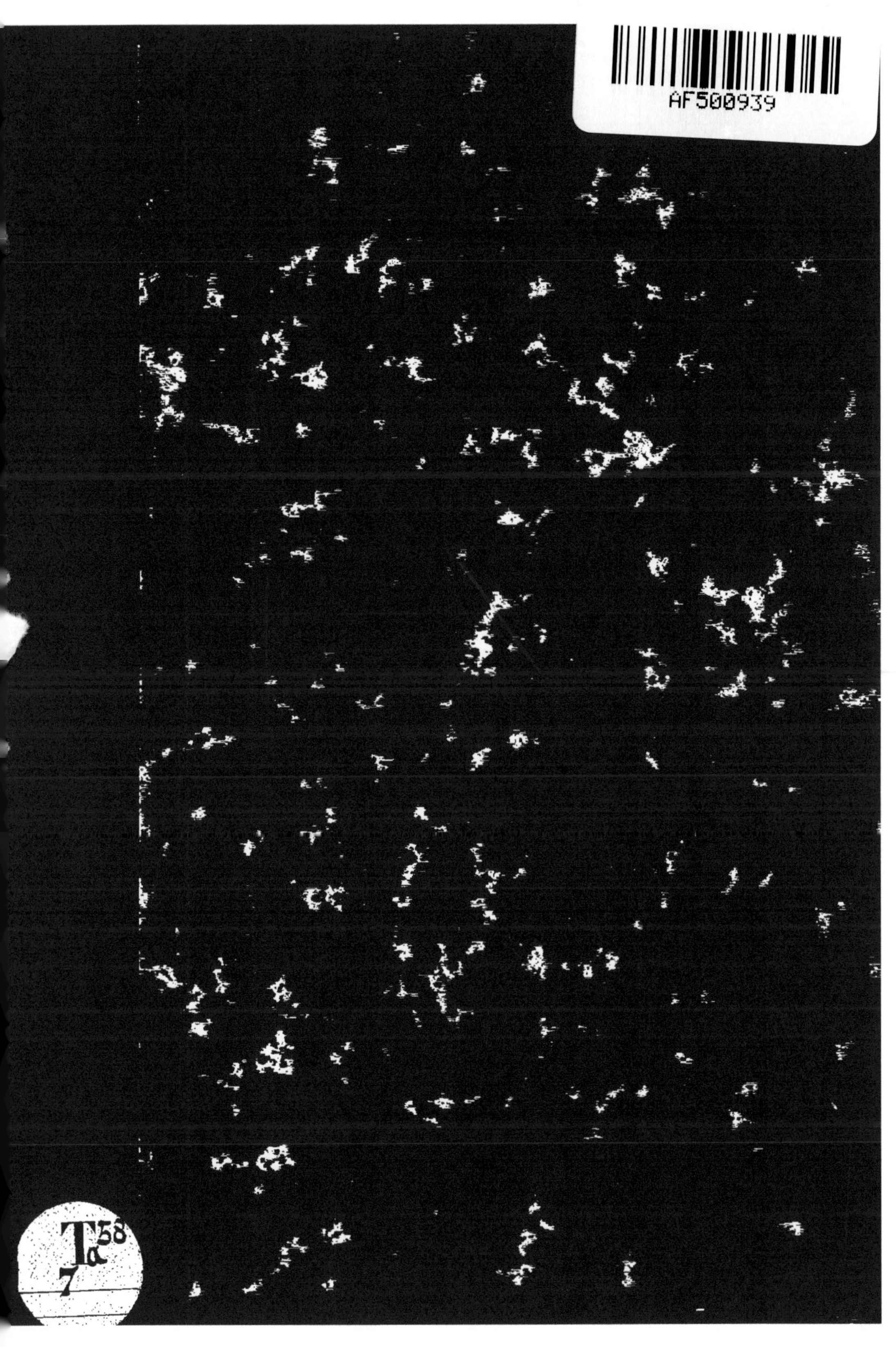

LABORATOIRE D'ANATOMIE GÉNÉRALE DE LA FACULTÉ DE MÉDECINE
DE LYON

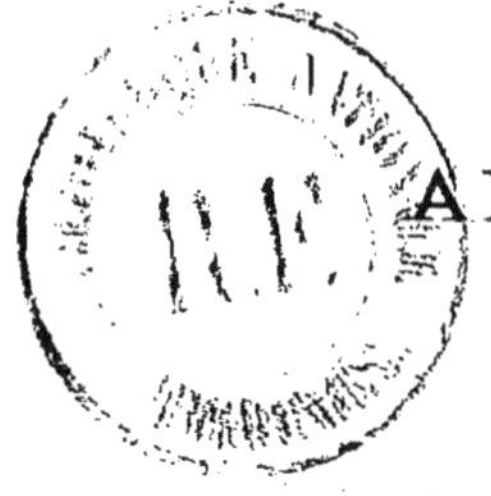

ANATOMIE GÉNÉRALE

DU

CORDON OMBILICAL

PAR

LE Dr G. LEMOINE

Ancien interne des Hôpitaux de Lyon
Ancien préparateur d'Anatomie générale à la Faculté de Médecine de Lyon
Interne à l'Asile d'aliénés de Bron.

LYON
TYPOGRAPHIE ET LITHOGRAPHIE J. GALLET
2, Rue de la Poulaillerie, 2.

1884

DU MÊME AUTEUR

De la Consolidation des fractures de jambe. — Rouen, 1877. — Médaille d'argent des Hospices civils de Rouen.

Note sur les Thromboses des sinus chez les tuberculeux. — *Lyon-Médical*, 1880, tome XXXIII.

Ichthyose anserine des scrofuleux. — *Annales de Dermatologie et de syphiligraphie*, 1882, n°s 5 et 6.

Contribution à l'étude des calculs du périnée. — *Gazette des Hôpitaux*, 1882, n°s 51 et 52.

Du pansement antiseptique appliqué à l'opération de l'empyème. — *Lyon-Médical*, 1882, tome XL.

Note sur une variété de Lichen plan (Lichen Hypertrophique). — *Annales de Dermatologie et de syphiligraphie*, 1883.

ANATOMIE GÉNÉRALE

DU

CORDON OMBILICAL

INTRODUCTION

SOMMAIRE : — Idée générale du cordon ombilical quant à sa signification morphologique. — Cordon ombilical des plagiostomes et des squales. — L'axe du cordon est-il formé par une expansion de la vésicule ombilicale ou par une expansion de l'allantoïde chez les mammifères ? — Exposé des opinions. — Étude de l'épithélium de l'expansion intra-ombilicale. — Doit-on rapprocher cet épithélium de l'entoderme primitif (hypothèse ombilicale) ou du revêtement épithélial de l'allantoïde (stratifié, ayant son type dans la vessie) ? — Vaisseaux ombilicaux, leur origine. — Tissu connectif, satellite de ces vaisseaux. — Revêtement amniotique. Comparaison avec la peau. — Zone connective intermédiaire entre le tissu connectif qui suit les vaisseaux et le tissu connectif tégumentaire sous-amniotique.

On donne le nom de cordon ombilical au lien vasculaire qui s'étend de l'ombilic du fœtus au placenta. Sa formation débute chez l'homme vers le vingtième jour après la fécondation, à l'instant où la vésicule allantoïde suivie des vaisseaux allantoïdiens atteint les enveloppes de l'œuf et se confond avec le chorion qu'elle renforce.

Avant l'époque où se produit ce rapprochement, il n'existe aucune connexion entre l'embryon qui nage dans le liquide amniotique et les villosités qui revêtent le chorion, et la vésicule ombilicale est seule chargée de fournir à sa nutrition. La production d'un centre définitif d'échange entre la mère et l'embryon ne se forme que lorsqu'apparaît la vésicule allantoïde, dont la partie renflée constitue le placenta, et le pédicule le cordon ombilical.

La vésicule ombilicale se montre de très bonne heure. Dès les premiers jours de la fécondation, le corps de l'embryon tend à s'incurver du côté du centre de l'œuf et à prendre la forme d'une nacelle, dont les deux extrémités, en se rapprochant de plus en plus, tendent à limiter un orifice assez étroit qui correspond à l'ombilic. Le feuillet interne du blastoderme se trouve ainsi directement étranglé, et la vésicule blastodermique divisée en deux vésicules communiquant par l'ombilic, comme les deux portions d'un bissac. Ces deux cavités sont très inégales ; la plus petite, celle qui est enserrée dans l'intérieur du corps de l'embryon, correspondra plus tard à la cavité intestinale ; la plus grande, qui reste en dehors de l'embryon, constitue la vésicule ombilicale. L'orifice qui fait communiquer entre elles ces deux portions se rétrécit de plus en plus en s'allongeant et forme un pédicule creux auquel on a donné le nom de canal omphalo-mésentérique. La vésicule ombilicale est remplie par toute la partie extra-embryonnaire du vitellus qui sert à la première nutrition du fœtus. Des vaisseaux (omphalo-mésentériques) qui parcourent sa surface assurent l'absorption graduelle de ce liquide et sa résorption totale quand le système placentaire est édifié.

Chez les mammifères l'existence et les fonctions de cette vésicule durent un mois à peine, mais chez certains poissons de l'ordre des Plagiostomes son existence est permanente pendant la vie embryonnaire. Elle concourt alors à la formation d'un placenta et d'un pédicule, rappelant le cordon ombilical, qui réunissent le fœtus à la mère, de sorte que l'échange des matériaux nutritifs se fait entre eux par endosmose. Chez quelques espèces vivipares, telles que le mustellus lœvis (Balbiani) (1) les connexions entre l'embryon et la mère deviennent tout à fait intimes. On voit la vésicule ombilicale s'allonger et s'étirer sous la forme d'un cordon en entraînant avec elle la membrane de l'œuf. Des villosités se développent sur son extrémité renflée, s'insinuent entre les plis de la muqueuse utérine dont elles ne sont séparées que par la membrane de l'œuf et constituent un véritable placenta.

D'après Schenk (2) qui a fait l'étude anatomique du cordon des squales, il ressemblerait beaucoup au cordon allantoïdien des mammifères. Sur une coupe on trouve une cavité axiale représentant le canal vitello-intestinal, tapissé par l'épithélium de l'entoderme et entouré par un cercle de tissu conjonctif. Une veine et une artère omphalo-mésentériques circulent dans ce tissu connectif, et un prolongement de l'ectoderme recouvre le tout.

Si, dans le cas que nous venons de citer, la vésicule

(1) Balbiani. — *Leçons sur la génération des vertébrés.* — Paris, 1879.

(2) Schenk. — *Der Dottersgang der Plagiostomen, in Sitzungsb. d. Kais, Akad-der Wiss.* — Wien, 1874.

ombilicale et son pédicule jouent un rôle manifeste dans la formation du placenta fœtal et du cordon, il ne paraît pas en être de même chez les vertébrés supérieurs. Quoiqu'il y ait encore quelques divergences sur ce sujet, la majorité des auteurs admettent aujourd'hui que ces organes sont formés aux dépens de l'allantoïde, bien que par un processus qui a beaucoup de rapports avec le développement d'origine ombilicale.

Chez les vertébrés allantoïdiens, quand la circulation vitelline s'affaiblit, on voit apparaître à la partie inférieure du tube intestinal un bourgeon qui s'avance rapidement au dehors jusque sous les membranes de l'œuf. Cette poche est l'allantoïde, elle est rapidement pourvue d'un système vasculaire remarquable en communication avec les troncs artériels et veineux du voisinage. Elle s'insinue le long du col de la vésicule ombilicale, et tandis qu'à ce niveau elle est réduite à un pédicule rétréci, elle gagne les parties externes de l'œuf où elle s'étale en formant la vésicule allantoïdienne. Des trois portions qu'elle présente à ce moment, celle qui est située dans l'abdomen du fœtus formera plus tard la vessie, la portion extérieure au fœtus entrera par ses vaisseaux dans la composition du placenta fœtal, et enfin la partie étranglée qui les réunit constituera l'axe du cordon ombilical.

Au début de sa formation, la tige qui représente le cordon présente donc à considérer les parties suivantes qui entrent dans sa composition : deux tiges creuses revêtues chacune par un épithélium et correspondant aux pédicules de la vésicule ombilicale et de la vésicule allantoïde, des vaisseaux artériels et veineux accolés à la paroi de ces conduits, une zone de tissu embryonnaire venue du feuillet moyen, et enfin un revêtement épithélial, continuation du feuillet externe qui revêt le fœtus et la surface interne de l'amnios. Un seul point reste donc à éclaircir, c'est de savoir si l'axe central autour duquel se développe le cordon est la tige de la vésicule ombilicale, comme nous avons vu que cela se passait chez les plagiostomes cotylédonés, ou celle de l'allantoïde. Le meilleur moyen d'arriver à une démonstration précise, est d'étudier les différentes figures qui se présentent sur la coupe d'un cordon et de voir, en examinant leurs rapports et leur structure intime, à laquelle de ces deux tiges elles correspondent.

Schultze a étudié avec soin la vésicule ombilicale, mais il n'a pas poursuivi l'étude des vestiges du canal ombilical dans le cordon. Kleinwechter (1) est arrivé par une dissection attentive et minutieuse à trouver la vésicule, et l'a vue se continuer le plus souvent avec un filament parcourant toute la longueur du cordon. Ce n'est que dans de très rares circonstances qu'il a noté l'existence des restes des vaisseaux omphalo-mésentériques, et toujours au voisinage de la vésicule. Carl Ruge (2) revendique la priorité de la découverte de la persistance du canal vitellin non seulement sur les cordons de fœtus jeunes, mais encore sur ceux des adultes (3). D'après

(1) Kleinwechter. — *Beitrag zur Anatomie des Ductus omphalo-mesentericus* (*Archiv für Gynækologie*. Band X. 1876.

(2) Carl Ruge. — *Untersuchungen uber den Dottergang und über cappillaren in Nabelstrang*. (*Zeits. f. Geburt und Gynak.* 1877).

(3) Cette persistance avait déjà été signalée par les auteurs français, entre autres par M. Renaut, en 1872.

ses recherches, sur un cordon de trois mois ce canal était creux et revêtu d'un épithélium cylindrique et clair. Sur un cordon de six mois et demi il était plein, et les éléments cellulaires qu'il contenait étaient pressés les uns contre les autres et remplis de granulations graisseuses calcaires. Il présentait à peu près le même aspect sur un cordon plus âgé d'un mois, où il avait la forme d'un canal étranglé limité par du tissu connectif serré et rempli par des cellules épithéliales, claires, transparentes, et qui, en certains points avaient subi la dégénérescence graisseuse. Ahlfeld (1), qui avait d'abord prétendu que le conduit ombilical était visible dans toute l'étendue du cordon sous l'aspect d'une tige centrale creuse ou oblitérée, est revenu maintenant aux idées exposées par Carl Ruge (2). Il affirme toujours son existence sur les jeunes sujets, mais il ne se prononce pas pour ce qui est des sujets à terme. Sabine (3) n'a pu trouver dans le cordon de vestige du canal ombilical.

Le conduit allantoïdien persiste beaucoup plus nettement que le précédent et se retrouve dans toute la longueur du cordon adulte. Il se présente sous la forme tantôt d'une colonne solide, tantôt d'un canal, selon les points où on l'examine, mais ce n'est guère qu'au voisinage du placenta qu'il présente encore une cavité, et sa surface interne est recouverte de cellules épithéliales. Dans la forme de colonne solide, les restes de l'allan-

(1) Ahlfeld.— *Die Allantois des menschen.* (*Archiv f. Gynækologie.* 1876).

(2) Carl Ruge. — *Ueber die Gebilde im Nabelstrang* (*Zeits. f. Geburt und Gynækol.* 1877.)

(3) Sabine. — *Notis über den Bau der menschlichen Nabelschnur* (*Archiv. f. Gynækol.* 1876).

toïde sont constitués par une couche extérieure de fibres musculaires disposées en cercle circonscrivant un espace comblé par des cellules arrondies. Cette colonne est toujours également éloignée de chacune des deux artères, tantôt elle se trouve dans leur intervalle, tantôt, lorsque les artères sont intimement accolées, elle occupe une position excentrique par rapport à elles. Ses rapports avec la veine ombilicale sont variables. Le canal allantoïdien se continue avec l'ouraque dès qu'il a traversé l'anneau ombilical.

Cet exposé des diverses opinions qui ont cours sur la nature de l'expansion intra-ombilicale, nous amène forcément à faire une étude attentive de l'épithélium qui la tapisse intérieurement, car sa nature seule peut nous fixer sur son origine. En d'autres termes cet épithélium présente-t-il les caractères de l'épithélium de l'entoderme primitif et le conduit dont nous nous occupons est-il fourni par le pédicule de la vésicule ombilicale, ou bien est-ce un épithélium stratifié comme dans la vessie, et dépend-il de l'allantoïde ? Nous avons à cet effet examiné les vestiges de l'expansion intra-funiculaire sur des cordons au début de leur développement, sur lesquels l'épithélium n'avait encore subi aucune dégénérescence. Nous avons obtenu les résultats les plus satisfaisants sur des cordons d'embryon de vache ou de brebis, les cordons de jeune embryon humain n'offrant que rarement une conservation parfaite du canal dont nous nous occupons.

Le cordon d'un fœtus de brebis de 18 centimètres de longueur est durci par un séjour dans le liquide de Müller, puis dans la gomme et l'alcool ; des coupes y sont faites perpendiculairement à son axe et colorées avec de l'éosine hématoxylique. Le canal intra-ombilical occupe la partie centrale du cordon, et se présente sur la coupe sous l'apparence d'un cercle assez régulier dont le diamètre est un peu plus considérable que celui de la veine ombilicale située sur un de ses côtés; sa lumière se voit très bien à l'œil nu. Autour de lui le tissu conjonctif est assez serré et constitue comme autour des vaisseaux une sorte de gaîne lamelleuse dont la lamelle la plus interne est séparée de l'épithélium par une limitante hyaline très fine à double contour. Cet épithélium de revêtement est constitué par deux couches de cellules, l'une située plus profondément, repose sur la limitante et est formée d'éléments cylindriques disposés sur une ligne régulière dont le protoplasma est rempli de fines granulations et le noyau coloré vivement en bleu par l'hématoxyline. Cette première assise épithéliale est recouverte par une seconde couche de cellules plus volumineuses que les précédentes. Leur protosplama est transparent comme du verre et ne présente aucune granulation, leur noyau fixe moins l'hématoxyline et se montre plus elliptique que celui des cellules profondes. Elles sont irrégulièrement cubiques et leur surface libre n'est pas toujours au même niveau. Des coupes faites sur un cordon de fœtus de mouton de 23 centimètres présentent les mêmes caractères: un conduit central aussi bien conservé et revêtu par un épithélium tout à fait semblable à celui que nous venons de décrire.

Un embryon de vache de 20 centimètres de longueur nous a permis de constater une disposition de l'épithélium un peu différente de celle-ci, mais plus instructive,

Le canal intra-funiculaire, coupé en travers, occupe à peu près la partie médiane du cordon, entre les vaisseaux sanguins, et offre l'aspect d'une fente allongée dont la lumière est visible à l'œil nu. Autour de lui existe, comme autour du même organe sur les embryons de mouton, une zone conjonctive dont les faisceaux forment un feutrage très serré. L'épithélium intérieur est stratifié et laisse à considérer les deux types de cellules déjà décrits. La couche profonde est formée par un seul rang de cellules cylindriques, implantées parallèlement les unes aux autres, comme celles de la couche génératrice de l'ectoderme dont elles ont la disposition générale. Les noyaux vivement colorés semblent représenter une rangée très régulière de grains bleus, et leur protoplasma est un peu granuleux. Il ne nous a pas été permis de constater l'existence d'une limitante bien nette entre elles et le tissu conjonctif sous-jacent, et même sur plusieurs points la distinction est difficile à faire entre ces cellules et les cellules conjonctives pressées contre elles. Cette couche profonde est recouverte par des cellules claires répondant au même type que celles qui forment la zone superficielle de l'épithélium de brebis, mais qui sont ici disposés sur deux ou trois rangées selon les points, et subissent, à cause de la pression réciproque, des changements de forme. Le plus souvent elles ont la forme d'une calotte ou d'un champignon dont la pointe s'enfonce entre les cellules sous-jacentes et dont le chapeau s'étale à la surface en s'appuyant sur les cellules voisines. Quelques-unes offrent un arrangement inverse, la partie renflée étant tournée en bas et la pointe venant se perdre entre les cellules superficielles. Il est impossible de ne pas remarquer combien cette disposition se rapproche de celle de l'épithélium stratifié de la vessie dans lequel les diverses couches de cellules s'imbriquent d'une façon à peu près analogue.

L'expansion intra-ombilicale apparaît sur la coupe d'un cordon appartenant à un embryon humain de 10 centimètres de longueur, comme un petit cercle situé vers la périphérie en dehors des vaisseaux. Comme ces derniers il possède une tunique fibreuse qu'une fine membrane basale sépare de l'épithélium de revêtement. Celui-ci est encore formé des deux couches de cellules que nous avons rencontrées sur tous les autres cordons ; une couche profonde de petites cellules à noyau très vivant, et une superficielle de cellules plus grosses, plus claires et à noyau moins distinct. La lumière laissée au centre du tube est très petite et remplie de matières granuleuses. (Planche I, Fig. 1).

Si nous comparons la structure de l'épithélium revêtant la paroi du conduit axial des divers cordons que nous venons de passer en revue, avec celle de l'épithélium qui tapisse la face interne de la tige qui représente le cordon chez quelques plagiostomes et qui est manifestement une dépendance de la vésicule ombilicale, nous trouvons des différences manifestes. Des préparations faites sur un cordon d'Acanthias Vulgaris montrent qu'il est constitué par un tube rempli de vitellus, et possédant une paroi très mince de tissu conjonctif fasciculé, revêtu en dehors par l'ectoderme et en dedans par l'épithélium de la vésicule ombilicale, ou, pour mieux dire, par l'entoderme. Cet épithélium entodermique repose sur une membrane basale bien développée, qui le sépare des lames conjonctives, et il ne comprend qu'une seule couche de cellules cubiques, peu élevées, contenant un énorme noyau granuleux. Les cellules fixes de la trame conjonctive voisine, ont souvent un noyau de même forme, qui donne à l'élément un aspect épithélioïde, aussi serait-il permis, dans quelques endroits, de croire à un épithélium stratifié, si la présence de la basale et un examen attentif ne venaient démontrer le contraire. Cet épithélium est le seul de ce genre que nous avons pu examiner, et il serait peut-être téméraire de conclure de sa structure à celle de l'épithélium du pédicule vitellin chez les mammifères. Nous nous croyons cependant autorisé à conclure de l'étude qui précède que l'épithélium qui tapisse l'expansion intra-funiculaire chez l'homme et les mammifères supérieurs est stratifié, et reproduit, à peu de chose près, le type de celui qui existe normalement dans la vessie. Cette similitude de structure permet de supposer une similitude d'origine et d'apporter une preuve de plus à l'opinion des anatomistes qui font développer le cordon ombilical autour du pédicule de l'allantoïde. C'est ce pédicule qui subsiste dans la plupart des cordons dont l'accroissement n'est pas encore complet, sous forme d'un canal revêtu d'un épithélium stratifié, et qui, sur les cordons adultes, se présente comme une tige pleine, autour de laquelle le tissu conjonctif est plus serré qu'ailleurs. Nous n'avons jamais trouvé de vestiges du pédicule de la vésicule ombilicale, sa persistance doit être très rare, car Carl Ruge ne l'a notée que quatre fois en examinant un grand nombre de cordons.

Les vaisseaux sanguins sont, au début, au nombre de

quatre, deux artères et deux veines, mais bientôt une des veines disparaît et on ne trouve plus que deux artères et une veine. Ce sont les vaisseaux ombilicaux. Leur développement est intimément lié à celui de la vésicule allantoïde. Dès que celle-ci est constituée, elle ne tarde pas à être pourvue d'un appareil vasculaire qui formera plus tard les vaisseaux du cordon et du placenta fœtal. De l'aorte dorsale de l'embryon partent deux rameaux qui se dirigent en dehors, gagnent le pédicule de la vésicule allantoïde et se ramifient à sa surface. La portion initiale de ces artères allantoïdiennes deviendra une artère iliaque, et la portion suivante pourra être considérée comme un rameau de la première et sera une artère ombilicale. Le sang, après s'être distribué à toute la surface de l'allantoïde, revient vers l'abdomen par deux veines, *veines ombilicales*, qui se réunissent en un seul vaisseau allant déboucher dans la partie antérieure de la veine omphalo-mésentérique qui formera elle-même une partie de la veine cave inférieure. Les deux artères ont à peu près le volume d'une plume de corbeau et parcourent le cordon dans toute sa longueur depuis l'ombilic jusqu'au placenta. Elles sont extrêmement flexueuses et, revenant sur elles-mêmes, forment des anses qui provoquent à leur niveau un épaississement du cordon. Leur lumière est plissée comme celle de toutes les artères, et parfois rétrécie par de petits replis semi-lunaires décrits avec soin par Berger et Hyrtl.

La veine ombilicale, nous l'avons dit, aboutit du placenta à la veine porte et au canal veineux. Elle est moins flexueuse que les artères et décrit une spirale autour d'elles, son calibre est plus considérable que celui des artères, et sur une coupe du cordon on la distingue facilement de celles-ci, car elle se présente sous l'aspect d'une large fente béante, tandis que les parois des artères reviennent sur elles-mêmes et diminuent leur diamètre. Comme elles, elle possède des replis vasculaires, mais dont les dimensions sont beaucoup plus considérables.

A côté de ces trois vaisseaux qui forment le système vasculaire allantoïdien, il y en a d'autres dont l'éxistence n'est pas constante et qui se montrent au début de la vie fœtale sur la vésicule ombilicale et son pédicule, ce sont les vaisseaux omphalo-mésentériques. Ils suivent l'évolution de la vésicule ombilicale ; volumineux quand celle-ci est l'organe essentiel de la nutrition de l'embryon, ils disparaissent peu à peu quand elle se flétrit et que l'allantoïde se développe. Quand on les rencontre sur un cordon adulte ou tout au moins déjà assez avancé en âge, ils se présentent au nombre de deux à la périphérie du cordon, et leur calibre bien que très rétréci permet encore de les distinguer à l'œil nu. Ils se perdent à la surface placentaire sur les débris de la vésicule ombilicale, et d'un autre côté on peut les suivre quelquefois jusque vers le colon transverse (Carl Ruge). Leur enveloppe musculaire est peu épaisse, et c'est dans leur voisinage que l'on rencontre, quand ilexiste encore, le cordon plein qui représente les vestiges du pédicule de la vésicule ombilicale.

Pendant longtemps on a cru que le cordon ne possédait que les vaisseaux que nous venons de signaler et qu'il ne renfermait pas de capillaires. Ch. Robin, puis

Richet signalèrent les premiers la présence de capillaires au voisinage de l'ombilic, et actuellement, depuis les recherches de Tait et de Ruge, on ne nie plus leur existence dans la totalité de la longueur du cordon, sauf cependant pendant les derniers mois de son existence. Nous reviendrons plus tard sur la description de ces capillaires et nous nous contentons de dire ici que les deux systèmes vasculaires allantoïdien et omphalo-mésentérique participent à leur fondation.

Quand les vaisseaux pénètrent dans le cordon en bourgeonnant à la surface de la vésicule allantoïde, ils entraînent avec eux des éléments conjonctifs qui constituent la première ébauche de la trame conjonctive du cordon. La tunique musculaire de chacun d'eux, artère et veine, est ainsi entourée d'une gaîne conjonctive qui, au moment de son développement complet, atteint une épaisseur relativement considérable. Mais, tandis que le tissu conjonctif qui forme la tunique externe de tous les autres vaisseaux de l'économie affecte toujours le type connectif lâche, il prend ici celui du tissu modelé et forme un manchon fibreux trés résistant qui donne aux parois de ces vaisseaux une dureté et une épaisseur particulières. C'est ainsi que, sur une coupe en travers, les trois cercles correspondant aux aires des trois vaisseaux se détachent nettement sur le tissu conjonctif qui forme le stroma du cordon et ont une tendance à faire une légère saillie au-dessus de lui.

La surface externe du cordon est entourée sur toute son étendue par un revêtement épithélial continu que l'on désigne généralement sous le nom de gaîne amniotique. Au point de vue embryogénique, cette enveloppe est en effet une dépendance de l'amnios qui, pour la former, s'est porté du côté ventral de l'embryon et, rencontrant le pédicule de l'allantoïde, s'est accolé à lui et l'a suivi sur toute sa longueur. Malgré cette communauté d'origine, l'épithélium qui revêt l'amnios et celui qui recouvre le cordon sont loin de présenter les mêmes caractères. Le premier, en effet, consiste en une rangée unique de cellules pavimenteuses qui, sur beaucoup de points, font place à des cellules cylindriques, tandis que sur le cordon l'épithéliun est stratifié et se rapproche beaucoup de celui qui constitue l'épiderme de la peau du fœtus. Ce qui rend l'analogie encore plus grande c'est que l'épithélium du cordon est, comme l'épiderme, doublé intérieurement par un coussin de tissu conjonctif fasciculé rappelant la disposition et les usages du derme cutané fœtal. Ce sont des faisceaux conjonctifs disposés par lames parallèles anastomosées entre elles, très serrées au voisinage du revêtement épithélial, plus dissociées au contraire en se rapprochant de la gaîne conjonctive lâche qui les sépare des gaînes lamelleuses des vaisseaux.

En définitive, l'embryon est suspendu dans la cavité amniotique par une sorte de pédoncule creux en rapport d'une part avec la paroi antérieure de son abdomen et d'une autre avec la masse placentaire. Ce pédoncule renferme les vestiges de la vésicule ombilicale atrophiée, transformée en un cordon plein, et le pédoncule de l'allantoïde qui sert de conducteur aux vaisseaux sanguins qui sortent du corps de l'embryon par l'anneau ombilical et se dirigent vers la surface externe de l'œuf. Deux zones principales de tissu conjonctif du type modelé, l'une autour des vaisseaux l'autre sous l'épithélium du cordon, remplissent les vides laissés entre tous ces organes. Les trois feuillets de l'organisme concourrent donc à la formation du cordon ombilical : l'entoderme constitue le revêtement épithélial de l'axe central du pédicule ombilical, l'ectoderme donne naissance à l'épithélium amniotique, et le mésoderme est l'origine des vaisseaux et du tissu conjonctif. Il se divise même en deux lames que l'on pourrait comparer aux lames fibro-cutanée et fibro-intestinale de l'embryon, l'une est représentée par le feuillet conjonctif qui double l'épithélium de revêtement, l'autre par les stratifications lamelleuses qui entourent l'axe central et les vaisseaux. Entre les deux se voit le tissu connectif lâche de la nutrition qui les unit et permet entre eux des échanges multiples.

Mais nous ne saurions commencer ce travail sans adresser à M. le professeur Renaut nos sentiments de profonde reconnaissance pour la bienveillance qu'il n'a cessé de nous témoigner pendant les trois années que nous venons de passer dans son laboratoire comme préparateur de son cours. C'est sous l'inspiration de cet excellent maître que nous avons choisi comme sujet d'étude la structure du cordon ombilical, et c'est grâce à ses conseils que nous espérons avoir pu arriver à des conclusions rigoureuses.

Que M. le docteur Chandelux, professeur-agrégé à la Faculté de médecine de Lyon, reçoive également le témoignage de notre vive reconnaissance pour la bienveillance avec laquelle il a dirigé nos premières études d'histologie.

CHAPITRE PREMIER

Historique

SOMMAIRE. — Théories anciennes jusqu'au travail de M. J. Renaut. — Travaux ultérieurs — Variations subies par la notion générale du tissu connectif à la suite des travaux de Ranvier. — Persistance de la théorie des canaux du suc en Allemagne. — Conception du tissu connectif lâche ou de la nutrition et du tissu connectif modelé en organe et jouant un rôle de soutènement. — Exposé théorique de la constitution du tissu conjonctif lâche et du tissu conjonctif modelé. — Types de ce dernier tissu : (*a*) membrane séreuse ; (*b*) aponévrose ; (*c*) tendon ; (*d*) formations lamelleuses ; (*e*) cornée.

Le cordon est-il pourvu d'un tissu connectif représentant : (*a*) le tissu connectif non différencié, arrêté à la phase myxo-formative (*b*) ou le tissu connectif lâche (*c*) ou une production modelée ?

Pendant longtemps l'étude de la gélatine de Wharton fut entièrement négligée et on la rangeait dans la catégorie mal définie des amas amorphes de substances organiques. Schwann est le premier qui en rechercha la structure intime et qui indiqua la présence d'éléments cellulaires. Virchow (1) démontra peu de temps après que cette gelée avait tous les caractères d'un tissu composé d'éléments cellulaires anastomosés formant un lascis analogue à celui qui s'observe sur les tendons. D'après lui, la substance propre du cordon est formée par ce tissu aréolaire dont les mailles sont remplies de mucine et de cellules arrondies ; les trabécules des

(1) Virchow, *Würzburger Verhandlungen*, 1851.

aréoles ont une texture fibreuse et contiennent des éléments étoilés, véritables cellules plasmatiques dans lesquelles circule la lymphe.

Du jour où Virchow eut enseigné que la gélatine de Wharton était un tissu du type connectif, son histoire est intimement liée à celle du tissu connectif lui-même, et toutes les théories qui ont été faites relativement à ce dernier ont été appliquées à l'étude de sa structure et de son développement. Il est donc impossible, dans ce court exposé historique, de séparer nettement ce qui a été dit du tissu connectif en général de ce qui a été dit de celui du cordon, car la manière de comprendre ce dernier variait toutes les fois que des recherches plus précises faisaient faire un pas dans la connaissance des éléments connectifs.

Virchow, après avoir reconnu la nature des corpuscules osseux, étudia le tissu conjonctif et crut démontrer qu'il était formé, partout où il se trouvait, par des cellules disposées en étoiles, anastomosées les unes avec les autres et possédant des noyaux à leurs points nodaux. Ces cellules étaient creuses et le plasma de la lymphe filait à leur intérieur pour venir se répandre dans les espaces interorganiques. Entre ces cellules se montrait la substance fondamentale dont la disposition en fibres ou non avait pour l'auteur une importance secondaire. Ces *cellules plasmatiques* étaient surtout nettes sur la coupe transversale d'un tendon, où l'on voit entre les faisceaux tendineux des espaces libres bordés par un contour coloré en rouge par le carmin (membrane de la cellule dans l'idée de Virchow). Ce qui explique l'interprétation donnée par Virchow des figures qu'il avait sous les yeux, c'est le procédé défectueux dont il se servait pour démontrer l'existence des cellules plasmatiques ; il faisait sécher du tissu conjonctif et le traitait ensuite par l'acide acétique, dont le résultat était de gonfler les éléments qu'il voulait examiner, et de donner aux espaces interfasciculaires l'apparence d'énormes cellules anastomosées. L'opinion de Virchow fut acceptée et les idées qu'il avait émises sur le tissu tendineux furent généralisées au tissu conjonctif lâche. Disons toutefois qu'il y avait dans cette théorie un progrès réel, car elle mettait en lumière l'idée de la circulation de la lymphe, à laquelle on n'avait pas encore songé jusqu'à cette époque.

Vers 1863, Recklinghausen, en employant la méthode des imprégnations avec le nitrate d'argent, arrive à dire que le tissu conjonctif est parcouru par une multitude de canaux renfermant le plasma filtré de la lymphe. Les cellules, au lieu de constituer des canaux du suc, comme le voulait Virchow, sont enfermées à l'intérieur de ces mêmes canaux et en occupent les points nodaux. De plus, les canaux du suc d'une région ont avec les lymphatiques du voisinage des connexions étroites et s'ouvrent même dans les capillaires lymphatiques. Cette théorie repose sur ce fait que Recklinghausen admettant que le nitrate d'argent se réduit sur toute cavité canaliculée, voyait sur ses préparations, sur un fond noir, des éléments étoilés blancs, anastomosés, qu'il prit pour des canaux. Cette opinion a été récemment reprise par Waldeyer ; les cellules fixes du tissu conjonctif occupent en entier les canaux du suc et leurs prolongements occupent leurs expansions canaliculées.

Leydig (1) ne se rallie pas aux théories de Virchow sur le tissu connectif, et il parle du tissu propre du cordon comme d'une sorte de feutrage formé par les cellules fixes et leurs prolongements et dont les mailles sont remplies par une matière gélatineuse. Il ne dit rien quant aux rapports des fibres et des cellules ni quant à la circulation du plasma.

Frey (2) s'inspire évidemment des idées de Leydig quand il dit que le tissu propre du cordon est constitué par un réseau cellulaire à branches anastomosées, sur lequel vient se condenser, en l'enveloppant, un système de travées résultant de la solidification de la substance muqueuse. Les cellules et leurs prolongements sont situés au centre de ces travées dont elles forment l'axe, et les mailles du tissu sont remplies de matière muqueuse où se trouvent des cellules embryonnaires destinées à se transformer en vésicules adipeuses.

Köster (3) en 1868, reprend les idées de Recklinghausen et admet dans le tissu muqueux un système de canaux variqueux, présentant de larges anastomoses, tapissés par un endothélium discontinu, et cheminant dans la gélatine de Wharton. Dans ces canaux circulent le plasma et des éléments cellulaires. Mais Köster ne put jamais établir sa théorie sur des faits bien démontrés, et il ne put arriver à voir une membrane propre à ces canaux, dont il faisait des capillaires lymphatiques,

(1) Leydig. *Traité d'histologie de l'homme et des animaux*, 1866.

(2) Frey. *Traité d'histologie et d'histochimie*, 1868-1877.

(3) Köster. *Ueber die feinere structur des menschlichen Nabelschnur Wurtzbourg*, 1868.

des canaux du suc s'ouvrant peut-être à la surface du cordon par des stomates de l'épithélium.

A cette même époque la théorie du tissu connectif, établie par Virchow et modifiée par Recklinghausen, venait de subir une première attaque. Ranvier avait démontré qu'il n'existe pas de canaux du suc préformés et que la trame connective consiste en un réseau de mailles interceptées par l'entrecroisement des faisceaux conjonctifs et des fibres élastiques. Pour la première fois il avait mis en évidence, à l'état d'isolement, les éléments cellulaires fixes du tissu conjonctif et leur avait attribué la signification de cellules plates analogues à celles des endothéliums. Ces cellules plates étaient, dans sa conception, disposées à la surface des faisceaux connectifs pris soit isolément, soit par groupes, et leur formaient un revêtement discontinu. Les mailles du tissu conjonctif ainsi constituées devenaient des chemins de la lymphe et se continuaient sans ligne de démarcation avec les lymphatiques canaliculés revêtus d'endothélium continu et à bords sinueux. Mais, pour étudier les cellules connectives en place, Ranvier s'était adressé au tissu conjonctif du derme, c'est-à-dire à une forme du tissu toute particulière, que ses propres travaux ont ensuite contribuée à séparer du tissu conjonctif lâche sous le nom de tissu conjonctif modelé (1).

Or, en 1875, le professeur Renaut fit voir que dans le tissu connectif lâche les éléments de la trame connective constitués par des faisceaux conjonctifs et des fibres élastiques, ne sont pas ordonnés entre eux, et que les

(1) Ranvier. *Leçons sur le tissu musculaire*, 2me leçon.

cellules fixes ne sont pas non plus ordonnées par rapport aux éléments de la trame. Ces cellules fixes sont constituées par des lames de protoplasma reliées entre elles par des expansions protoplasmiques communicantes et qui se poursuivent dans tous les plans sans que leur marche soit influencée sensiblement par celle des faisceaux conjonctifs ou élastiques. L'indépendance des trois formations : (*a*) connective, (*b*) élastique, (*c*) cellules fixes est donc la caractéristique du tissu conjonctif lâche et de la nutrition.

Au contraire, dans le tissu connectif modelé les faisceaux connectifs sont ordonnés entre eux par séries parallèles ; les réseaux élastiques présentent des mailles allongées suivant la direction des faisceaux connectifs ; les cellules fixes sont ordonnées par séries à la surface des faisceaux dont elles occupent les interlignes et s'envoient autour de ces derniers des expansions communicantes en formes d'ailes protoplasmiques minces. Les trois formations indépendantes dans le tissu connectif lâche ont donc au contraire un arrangement déterminé dans le tissu connectif modelé, par une loi absolument systématique.

Dans son travail sur le tissu muqueux du cordon, publié en 1870, M. le professeur Renaut avait simplement montré que dans la gélatine de Wharton, contrairement à l'opinion de Köster, il n'existe pas de canaux du suc et que les éléments cellulaires fixes reposent à la surface des faisceaux ou des groupes de faisceaux.

Il en résultait que le tissu conjonctif muqueux du cordon rentre dans le type général du tissu connectif tel qu'il a été compris par Ranvier, mais bien que l'auteur eût spécifié que certaines portions du cordon ombilical, celle notamment qui est située autour des vaisseaux sanguins, présentent des analogies considérables avec le tissu de la cornée, une question importante restait naturellement en suspens : celle de savoir si le tissu muqueux ombilical est une formation du tissu connectif modelé ou un cas particulier du tissu connectif lâche. En effet, la question ne fut posée que plus tard, et par Ranvier lui-même, lorsqu'il fit pour la première fois la distinction fondamentale entre le tissu conjonctif diffus et le tissu conjonctif modelé en organe.

Nous devons ajouter cependant que ces idées sur la constitution du tissu conjonctif ne sont pas encore acceptées par tous les histologistes étrangers. C'est ainsi que Kölliker, dans la 2e édition de son embryologie de l'homme, dit qu'il n'est pas éloigné de se ranger à l'opinion de Köster. En soumettant la gélatine de Wharton à l'action du chlorure d'or, il a vu un réseau de cordons si larges, si semblables à des canaux qu'il peut à peine se soustraire à l'idée qu'il y a là autre chose que des cellules anastomosées (1).

En Angleterre, Tait (2), en 1875, a présenté encore des données analogues, il a vu la masse colorée injectée dans les canaux plasmatiques suinter à la surface du cordon, d'où il conclut à une communication entre ces canaux et les stomates de l'épithélium.

(1) Kölliker. — *Embryologie de l'homme.* Traduction française, 1882, page 371.

(2) Tait. *Note on the Anatomy of the umbilical cord.* — Proceedings of the royal Society of London 1875.

Les travaux que nous venons d'indiquer sommairement ont tout à fait modifié les idées que l'on se faisait autrefois sur la nature du tissu conjonctif et n'ont laissé subsister de la théorie de Virchow que la conception de la circulation de la lymphe; mais, au lieu d'admettre que cette circulation se fait dans un système de cellules creuses, anastomosées, on accepte la notion plus large de la lymphe remplissant tous les vides laissés entre les éléments conjonctifs comme l'eau remplit les aréoles d'une éponge, apportant avec elle des matériaux de nutrition qu'elle abandonne au fur et à mesure, pour se charger à la place des principes de désassimilation qui deviendraient sans cela un danger pour l'organisme. Le développement du tissu conjonctif et la circulation lymphatique sont en corrélation intime l'un de l'autre, et, partant, où vont les cellules migratrices va le tissu cellulaire. Chez la grenouille ces relations entre le système lymphatique et le tissu connectif sont des plus nettes. La cavité rétro-péritonéale, qui, chez l'homme, est remplie par une masse importante de tissu connectif, est occupée chez elle par d'énormes sacs simples et non cloisonnés renfermant de la lymphe; c'est la grande citerne rétro-péritonéale. Il semble qu'ici le système lymphatique se soit substitué au milieu conjonctif, mais il n'en est rien et chacun de ces grands sacs représente une maille conjonctive de dimensions exagérées. Du reste, vers la région postérieure de la cavité splanchnique ces sacs s'effacent peu à peu, les brides de cloisonnement se multiplient et amènent la formation d'un véritable tissu aréolaire.

Mais le tissu conjonctif n'a pas seulement pour rôle

de servir de milieu vecteur à la lymphe, il est appelé aussi à constituer des appareils résistants qui servent de soutènement aux éléments organiques. Reichert, le premier, rangea tous les tissus dont le rôle est de servir de soutien aux parties molles dans une même catégorie, et fit des tissus fibreux, cartilagineux et osseux des dérivés du tissu conjonctif lâche, modifié de différentes façons pour suffire à tous les besoins de l'organisme. C'est par des transitions insensibles que le tissu conjonctif lâche devient le tissu conjonctif modelé et forme les tendons, les aponévroses, et un organe tout spécial, la cornée, à laquelle l'interposition entre les faisceaux conjonctifs d'une matière fondamentale amorphe, donne une homogénéité et une transparence particulière. Dans ces diverses adaptions, ses éléments constitutifs restent les mêmes, c'est leur ordination seule qui varie.

Le tissu conjonctif est d'abord représenté par des cellules embryonnaires toutes au contact, ou séparées par des espaces remplis de mucine : c'est le stade embryonnaire. Rapidement il passe au stade muqueux; les cellules sont constituées par des masses de protoplasma qui se poursuivent à leur périphérie par des expansions filiformes dans tous les plans et dans toutes les directions. Tôt au tard ces prolongements arrivent au contact et constituent un réseau anastomotique, sur lequel le nitrate d'argent ne décèle jamais la présence de traits limitant les cellules. Enfin, dans une troisième période de son développement, la période télo-formative, le tissu conjonctif prend le type adulte par suite de l'apparition entre les cellules d'éléments figurés, filaments d'une extrême finesse, intriqués entre eux en tous sens et n'ayant avec les prolongements du réseau aucun rapport de direction. Ce sont les fibres conjonctives à côté desquelles viennent se montrer à leur tour des fibres brillantes à double contour, les fibres élastiques. Le tissu connectif lâche arrivé à l'état adulte peut donc être considéré comme formé par l'entrelacement de trois réseaux distincts n'ayant entre eux que des rapports de contiguïté ; le réseau des fibres connectives qui est comme la substance fondamentale condensée du tissu, et dont l'ensemble constitue des travées fines et onduleuses limitant des mailles mal cloisonnées ; le réseau élastique, qui représente l'élément résistant et qui maintient la forme du tissu ; le réseau cellulaire enfin qui est intriqué entre les deux et dont l'ensemble constitue une immense nappe protoplasmique fenêtrée, munie de noyaux à tous ses points nodaux. Les prolongements des cellules se dirigent dans tous les plans, partent dans toutes les directions sans être influencés en aucune manière par les éléments de la trame connective. Il n'y a aucun rapport entre leur direction et celle des faisceaux conjonctifs et des fibres élastiques. Quant au corps des cellules, ils sont souvent appliqués à la surface des faisceaux et suivent leurs contours en s'incurvant sur leurs bords, mais ils ne forment là qu'un revêtement discontinu qui n'a aucune analogie avec un endothélium. La lymphe remplit tous les vides laissés entre les parties constituantes de ces trois réseaux, et les globules migrateurs qu'elle renferme en grand nombre suivent plus facilement les mailles que lorsqu'ils étaient obligés de progresser à travers la gelée molle du tissu muqueux.

Le tissu que nous venons de décrire en quelques mots est incapable de prendre par lui-même une forme déterminée ; c'est le *tissu connectif informe* des allemands, *lâche ou diffus* de la nomenclature française. Il est le stroma de l'organisme tout entier. Il peut aussi, ainsi que nous l'avons laissé entrevoir, se modeler et prendre une forme déterminée, c'est alors le *tissu formé* des allemands que nous appelons *modelé* ou *fasciculé*. C'est ce tissu modelé qui, pour limiter les cavités lymphatiques, forme des membranes spéciales, les séreuses, pour limiter l'organisme du monde extérieur fournit le plan fibro-cutané du derme, et enfin, comme tissu de soutien, le tissu fibreux et ses dérivés.

Le tissu connectif lâche subit à peine quelques modifications pour former une membrane séreuse ; sur un épiploon de lapin les faisceaux de fibres sont entrecroisés de diverses manières, souvent accolés, entremêlés dans tous les sens et conséquemment sans orientation définie ; mais au lieu d'être libres les uns par rapport aux autres, ils sont noyés dans une substance homogène qui les maintient sur un même plan, et qui se colore sous l'influence des réactifs (Ranvier). Les fibres élastiques sont peu visibles. De distance en distance entre les faisceaux, on voit des éléments cellulaires d'où partent des expansions protoplasmiques grêles qui vont rejoindre ceux venus de cellules semblables. Ces prolongements sont dirigés suivant le plan de la lame conjonctive. Ces cellules fixes sont en petit nombre, et si elles ne sont pas encore ordonnées par rapport aux faisceaux, elles tendent cependant à prendre une direction prédominante. La trame du mésentère a les plus grands rapports avec celle de l'épiploon, mais elle en diffère pa la présence d'un admirable réseau élastique constitu par des fibres entrecroisées entre elles et réunies par de lames conjonctives. Si, à la place du mésentère, on pren le ligament falciforme du foie du lapin, tous les fais ceaux connectifs sont devenus parallèles, et sont revêtu sur leurs parois d'un réseau membraniforme élastiqu qui soutient l'endothélium. Les cellules fixes sont or données par rapport aux faisceaux ; elles communiquen largement entre elles dans le sens de leurs séries pa des prolongements extrêmement grêles qui passent au dessus des faisceaux. Cette étude du ligament falciform est la clef de la structure du tissu fibreux dans toutes se modalités et elle peut servir à faire comprendre les dis positions en apparence compliquées qu'affecte le tiss connectif des diverses régions du cordon ombilical. Si, pa exemple, les faisceaux conjonctifs sont groupés en cor don longitudinal, les interlignes existant entre eux son triangulaires, d'où il suit que les cellules fixes qui siègent doivent envoyer leurs expansions dans troi directions. De même, si les faisceaux se groupent paral lèlement les uns aux autres en se croisant dans de plans superposés, nous avons une aponévrose, et le cellules se comportent comme des boules de cire pres sées entre des cylindres ; elles s'aplatissent et émetten des expansions dans toutes les fentes qui restent libres Si les faisceaux connectifs perdent leur individualité, d sorte que chaque plan soit formé de fibrilles répandue dans une substance fondamentale homogène, nous avon le tissu conjonctif de la cornée.

Dans les mailles du tissu fibreux, on ne trouve jamai

de cellules migratrices. Tous les faisceaux sont parallèles et les cellules, incurvées en gouttière, sont disposées dans leurs intervalles et présentent des prolongements protoplasmiques en lames ou crêtes d'empreinte. Elles ne se continuent pas sur tout le pourtour des faisceaux car, quand on se sert de la méthode de l'argent, on détermine sur leurs limites des traits de réduction. Le réseau des cellules fixes ne disparaît pas dans les tendons, mais il se régularise et s'ordonne par rapport à la charpente conjonctive. Les cellules se modèlent d'une façon spéciale et prennent la forme d'une tuile courbe, de même que dans les aponévroses où les faisceaux se coupent à angle variable, elles prennent une apparence cruciforme, se façonnant en quelque sorte à la forme des espaces qu'elles ont à occuper.

C'est par une modification légère du type *Aponévrose* que le tissu fibreux forme les gaînes lamelleuses des poils et des nerfs, et arrive ainsi graduellement au type *Cornée*. Les gaines des poils sont formées de fibres conjonctives alternativement annulaires et longitudinales, à peu près comme dans les aponévroses dont l'ensemble constitue une sorte de membrane fibreuse, que parcourent de dedans en dehors des fibres sutturales. La substance qui forme ce système unissant a toutes les réactions des gros faisceaux et des fibres arciformes de la Cornée (Ranvier). Dans les gaînes des nerfs, chaque lame n'est plus composée de faisceaux distincts ; elle est simplement formée par des stries fibrillaires parallèles, modification qui démontre la destruction de l'individualité des faisceaux conjonctifs.

Sur une lame connective de la cornée, les faisceaux

ne possèdent plus aucune individualité. Des fibrilles dirigées suivant deux plans alternativement perpendiculaires, forment la trame des lamelles qui sont soudées, soit par le système sutturral lorsqu'il existe, soit par des fibrilles qui passent d'un plan à un autre. De plus, toutes ces fibrilles sont fondues dans une substance amorphe, translucide, analogue à la chondrine du cartilage, et, à côté d'elles, on ne trouve pas de fibres élastiques. Entre les lames existent des loges où sont comprises les cellules fixes dont les prolongements s'anastomosent largement et occupent les intervalles des lamelles dans les différents plans. Le tissu connectif est, dans la cornée, arrêté au début du stade télo-formatif; les éléments fibrillaires n'ont pas encore subi leur agglutination en faisceaux distincts et restent dissociés et fondus dans la masse fondamentale. C'est un tissu connectif dans lequel la différenciation des fibres et la formation élastique n'ont pas encore eu le temps de se produire.

C'est à côté de ces diverses productions du tissu connectif modelé que nous devons placer le tissu qui constitue la gélatine de Wharton du cordon ombilical. On avait admis primitivement qu'il était formé de tissu conjonctif lâche, mais dans le cordon, on ne trouve que peu de points où se rencontre la disposition irrégulière des fibres et des cellules, l'absence complète de coordination, qui caractérisent ce type initial. Il diffère également du tissu muqueux ordinaire, et ce n'est qu'en quelques endroits qu'il en a pris la structure définitive et s'est arrêté au stade myxo-formatif. L'ensemble du tissu conjonctif du cordon peut être rapproché de celui des gaines qui entourent les poils et les nerfs représentés ici par le pédicule de l'allantoïde et les vaisseaux; il est formé de feuillets qui échangent fréquemment entre eux quelques-unes de leurs fibres. Sur une coupe longitudinale, les faisceaux connectifs apparaissent disposés parallèlement les uns aux autres, formant des lames feuilletées accolées de distance en distance comme dans un système de tente. Les cellules fixes sont placées dans les intervalles des faisceaux et aplaties à leur surface comme celles qui occupent les espaces stellaires des tendons. Cette disposition est surtout visible sur les cordons dont les fibres sont dissociées par des myxomes qui mettent alors en évidence la texture tendiniforme des faisceaux et le réseau anastomotique des cellules. Tous les espaces intermédiaires sont occupés par de la mucine qui joue ici à peu près le même rôle que la lymphe dans le tissu connectif lâche et sert de milieu nutritif pour les éléments qu'elle baigne. La gélatine de Wharton appartient d'une façon évidente au tissu conjonctif modelé, et nous n'hésitons pas à la placer tout à côté des tendons et des aponévroses dont elle ne diffère que par des modifications de détail.

CHAPITRE II

Analyse histologique du tissu muqueux du cordon.

SOMMAIRE. — Distinction en trois zones : (*a*) périvasculaire ; (*b*) sous-amniotique ; (*c*) intermédiaire (tissu alvéolaire dissocié par la mucine.)

1° Etude de la trame connective dans ces trois zones. — Absence de formation élastique. — Nature et constitution des faisceaux. — Gaine lamelleuse centrale. — Zone lâche intermédiaire, limitée par des tendons filiformes longitudinaux. — Couche étroite lâche sous-épithéliale ;

2° Etude des cellules fixes. — Leur ordonnance par rapport aux faisceaux caractéristique d'une formation modelée. — Mise en évidence des réseaux cellulaires continus dans les trois zones, par le chlorure d'or. — Etude analytique des éléments ;

3° Etude de la substance muqueuse. — Sa répartition. — Son accumulation dans la zone alvéolaire. — Lacs de mucine. — Absence d'endothélium continu sur leurs limites. — Myxomes du cordon ;

4° Etude des cellules migratrices, leur accumulation dans la zone alvéolaire. — Parcours de ces éléments à travers les trois zones du cordon. — Cellules sous-épithéliales. — Les cellules lymphatiques semblent marcher des vaisseaux vers la cavité de l'amnios.

Si l'on pratique une coupe transversale d'un cordon complètement développé de mammifère ou d'homme, l'on constate que le tissu muqueux compris entre le revêtement ectodermique qui le limite en dehors et les vaisseaux qui en forment l'axe, est disposé en trois zones. La plus interne de ces zones est périvasculaire ; la plus externe, sous l'amnios réfléchi sur le cordon, est l'homologue du derme cutané ; la zone intermédiaire représente, à certains égards, le tissu connectif lâche : c'est la *couche alvéolaire*, au sein de laquelle s'est déposée en plus grande proportion la mucine, qui dissocie les éléments de la trame connective et remplit leurs intervalles en formant des îlots à la façon d'une masse de gélatine injectée dans les mailles du tissu conjonctif sous-cutané, à l'aide de la seringue de Pravaz et suivant la méthode d'injection interstitielle, aujourd'hui devenue classique, de Ranvier.

Dans le tissu connectif muqueux ainsi constitué, nous allons étudier successivement : 1° la trame connective ; 2° les cellules fixes ; 3° la substance fondamentale muqueuse ; 4° les cellules migratrices. Nous comparerons ensuite le tissu conjonctif du cordon aux autres variétés du même tissu, telles qu'on les rencontre dans les autres organes ; de la sorte, nous pourrons établir quelle est la place qu'il doit tenir dans la série naturelle formée par les tissus du groupe conjonctif.

1° ETUDE DE LA TRAME CONNECTIVE DANS LES TROIS ZONES. — Dans toutes les variétés de tissu connectif, sauf dans la cornée transparente, la trame connective *(tela cellulosa*, de Haller) est constituée par deux formations distinctes : celle des faisceaux connectifs et celle des réseaux élastiques. Une première remarque qui doit être faite au sujet de la trame connective du tissu muqueux du cordon, c'est qu'elle ne renferme qu'une seule et unique formation : la formation connective ; comme dans la cornée transparente de la plupart des animaux, la formation élastique fait défaut ; elle ne se retrouve que dans les vaisseaux qui, en réalité, n'appartiennent pas à la gaîne conjonctive du cordon, et conservent au sein de cette dernière leur type histologique propre pour toutes leurs parties constituantes. Dans la gélatine de Wharton, ni l'action de la potasse, ni celle des matières colorantes, telles que l'iode, le picrocarminate d'ammoniaque ou l'éosine, ne décèlent en aucun lieu la présence de fibres ni même de grains élastiques. A ce point de vue, nos propres recherches ne font que confirmer celles des observateurs précédents, et notamment de M. le professeur Renaut.

Pour étudier les faisceaux connectifs du tissu muqueux, il convient de les isoler par la méthode des injections interstitielles, sauf dans les points où il existe un myxome du cordon, au sein duquel ils se montrent naturellement dissociés. Sur tous les points, ils se présentent avec les caractères ordinaires des faisceaux connectifs : ce sont des cylindres de volume variable, striés de bandes parallèles, répondant à des groupes de fibrilles élémentaires disposées dans le sens de la longueur du faisceau et offrant de distance en distance les fibres annulaires ou spirales qui déterminent l'individualité de chaque faisceau en le limitant. Ces colliers annulaires ou spiraux, quelquefois enfin bifurqués de manière à montrer une apparence de réseau ou de filet à mailles peu nombreuses, se colorent en rouge vif sur les préparations traitées par le carmin, puis conservées dans la glycérine formiquée à 4 %. L'éosine les laisse incolores et il en est de même de la solution iodée et du sérum iodé qui, comme l'éosine, colorent au contraire vivement les fibres et les réseaux élastiques. On voit également ces formations sur les faisceaux connectifs dissociés au sein des myxomes superficiels ou profonds et examinés dans leur propre plasma, après qu'on en a retranché un fragment à l'aide de ciseaux courbes sur le plat. Ce fait est important, car il démontre que les fibres annulaires et spirales ne sont pas le produit de l'action des réactifs tels que l'acide formique qui déterminent le gonflement des faisceaux. Quant à leur nature, nous ne saurions la discuter ici ; il est pourtant probable que ces colliers ne sont autre chose que des épaississements locaux de l'enveloppe propre des faisceaux connectifs, enveloppe mise en lumière par les recherches analytiques de Ranvier sur ce sujet.

A. *Zone périvasculaire et fascicules tendineux.* — Tout autour des vaisseaux et sur une épaisseur variable avec l'âge et la répartition du tissu conjonctif dans le cordon, les faisceaux connectifs sont disposés sous forme de gaîne lamelleuse. C'est cette gaîne qui forme l'axe du cordon et qui soutient ses parties vasculaires. A ce niveau, sur les coupes longitudinales, tous les faisceaux connectifs ont une disposition générale parallèle à la direction du cordon. Sur les coupes transversales, ils se montrent tous coupés obliquement ou en travers. Mais il ne s'agit pas ici cependant d'une disposition absolument régulière comme dans un tendon ou une aponévrose : c'est-à-dire que les faisceaux connectifs ne sont pas exactement disposés comme les fils parallèles d'un écheveau et reliés en faisceaux par une formation cloisonnante comme dans un tendon composé. Nous avons ici affaire à une disposition en *système de tentes,* pour employer une expression introduite dans la nomenclature par Ranvier. Les faisceaux connectifs échangent entre eux leurs fibres dans les plans consécutifs, et il en résulte une gaîne tendiniforme périvasculaire rappelant la constitution de la gaîne poreuse des poils volumineux et, comme cette dernière, affectant la forme d'un tube dont le vide est rempli par les vaisseaux.

L'ensemble des vaisseaux et le pédicule épithélial du cordon sont entourés et soutenus par la gaîne tendiniforme qui, d'une façon générale, les enveloppe de toutes parts en leur formant un manchon. Mais en même temps cette gaîne se dispose autour de chacun d'eux de façon à l'entourer individuellement. Ses faisceaux connectifs sont plus puissants autour des vaisseaux, artères et veines, qu'à la périphérie du pédicule épithélial. Autour de ce dernier, cependant, les faisceaux ont une disposition concentrique et présentent sur certains points l'apparence d'un tourbillon.

Il résulte de cette disposition que, dans l'intervalle des vaisseaux dont les coupes, sur les sections transversales, représentent les sommets d'un triangle, il existe une aire de figure triangulaire quand le cordon est coupé perpendiculairement à son axe. Cette aire est occupée par un tissu fibro-muqueux plus lâche qu'il ne l'est autour des vaisseaux, et dont les mailles, écartées les unes des autres, renferment souvent des lacs de substance fondamentale muqueuse. Chez le mouton, l'aire centrale présente à considérer un détail de structure important : son milieu est occupé par un ou plusieurs faisceaux absolument tendiniformes, et que rien ne saurait différencier, aux yeux de l'histologiste le plus exercé, d'un tendon simple et filiforme tel que l'un de ceux de la queue du rat, par exemple. Coupés en travers, ces petits tendons du tissu muqueux montrent une aire circulaire ou elliptique, dans laquelle on voit des faisceaux fibreux proprement dits, tous parallèles, tous au contact les uns des autres, et interceptant dans leurs intervalles des espaces interfasciculaires de section stellaire renfermant des cellules fixes ordonnées par rapport aux faisceaux et envoyant dans les intervalles de ces derniers des expansions en ailes. Ce sont donc bien là de véritables petits tendons, engagés dans le tissu fibro-muqueux de la gaîne centrale périvasculaire. Par leur périphérie, bien que leur pourtour circulaire ou elliptique soit bien dessiné, ils envoient cependant des faisceaux au tissu fibro-muqueux ambiant et restent en continuité avec lui au lieu d'être isolés dans une gaîne propre à la façon des tendons de la queue du rat ou, plus généralement de tous ceux des muscles ordinaires. En réalité, ces tendons sont jusqu'à un certain point comparables à ceux des muscles peaussiers du cheval par exemple : tendons qui s'engagent dans le derme et s'y poursuivent souvent pendant un long trajet, en s'unissant à leur périphérie avec le tissu fibreux dermique sans pour cela perdre leur structure et leur individualité tendineuses. D'autre part ils sont absolument analogues aux faisceaux ligamenteux qui renforcent dans les grandes articulations les capsules synoviales et restent noyés, pendant la majeure partie de leur trajet, dans le tissu fibreux aponévrotique de ces capsules.

De semblables formations tendineuses peuvent d'ailleurs se rencontrer dans le cordon des ruminants, en dehors de l'aire intervasculaire de ce dernier. On en retrouve d'autres sur les limites de la zone lâche intermédiaire qu'ils semblent limiter d'une façon discontinue à la façon de tuteurs longitudinaux résistants.

L'existence, au sein du tissu du cordon ombilical, de la formation la mieux différenciée que puisse édifier le tissu conjonctif modelé en organe, et le passage de cette formation au tissu fibro-muqueux ordinaire sur la marge constituent un fait du plus haut intérêt au point de vue morphologique. Toutes les fois, en effet, qu'on voit apparaître ces sortes de tendons noyés dans le tissu connectif qui les entoure, on a affaire au tissu connectif modelé. Les exemples que nous venons de fournir : le derme, les capsules articulaires, suffisent pleinement à montrer l'exactitude de la règle, et pourraient du reste être encore multipliés sans que cette règle se montrât en défaut. Ainsi donc, dans ses différenciations particulières, le tissu conjonctif du cordon se comporte comme le tissu conjonctif modelé, aussi bien dans ses portions plus particulièrement disposées en organes, telles que la gaîne tendiniforme périvasculaire, que dans la zone lâche intermédiaire dont on pourrait discuter la nature modelée. Il doit donc être dès à présent considéré comme appartenant vraisemblablement au groupe des tissus connectifs modelés, et séparé, du moins, absolument du tissu connectif lâche ; les faits que nous allons exposer maintenant ne feront du reste que corroborer cette conception.

B. Zone lâche intermédiaire. — Dans cette zone, les éléments de la trame connective sont toujours disposés en système de tentes, mais les espaces interfasciculaires sont devenus énormes et sont occupés par la mucine. Ils apparaissent en conséquence comme développés par une injection interstitielle de gélatine, l'apparence générale de la bande ainsi constituée, et intermédiaire d'une part à la couche sous-amniotique, de l'autre à la gaîne tendiniforme périvasculaire, est à peu près exactement celle d'un gâteau feuilleté. Les faisceaux fibreux, isolés ou réunis par groupes, forment des nattes disposées en des sortes de travées entées les unes sur les autres et qui se continuent avec les éléments fasciculaires de la gaîne lamelleuse centrale. Sur les coupes longitudinales, on reconnaît que ces travées ne sont autre chose que des bandes de la formation lamelleuse dissociées par l'accumulation de la matière muqueuse, car les faisceaux sont parallèles entre eux et échangent seulement, de distance en distance, des fibres avec ceux d'une travée plus interne ou plus externe, de façon que toutes les travées superposées restent reliées les unes aux autres, bien qu'elles ne soient plus ployées les unes sur les autres et en contact à peu près direct, comme c'est le cas, autour des vaisseaux.

Sur les coupes transversales, la zone que nous décrivons semble formée de mailles grossières, formées chacune d'un groupe de faisceaux sectionnés en travers ou obliquement et dont quelques-uns, ceux qui réunissent les groupes coupés en travers les uns aux autres, se présentent coupés longitudinalement ou se poursuivent dans le plan de la coupe. L'aire des mailles, lorsque ces dernières sont larges, est souvent parcourue par des faisceaux grêles ou qui même, aplatis comme des rubans, semblent après un certain trajet se dissocier en groupes de fibrilles et acquièrent une apparence pénicillée. De même les gros faisceaux formant les nœuds des mailles sont aplatis aussi en rubans, disposés en festons concaves pour recevoir la masse de mucine qui gorge leurs intervalles; bref ils ont subi l'empreinte de la substance fondamentale muqueuse, et il en résulte des aspects variables qui échappent à une description précise, mais qu'il est facile d'imaginer, si l'on admet que la substance muqueuse s'est lentement développée dans les intervalles des faisceaux et a modelé pour ainsi dire ces derniers en prenant place. C'est là ce qui ne peut arriver dans une injection interstitielle de gélatine faite dans un tissu fibreux même aisément dissociable. Dans ce dernier cas l'action de la matière injectée est trop brusque et trop temporaire pour modifier aussi profondément que dans le cordon la configuration des faisceaux écartés les uns des autres.

C. Zone sous amniotique. — Cette zone supporte l'épithélium malpighien du cordon, réduit à une couche génératrice et à deux ou trois assises de cellules épidermiques plates. Au contact de cet épithélium, elle est limitée par une surface lisse, qu'il est aisé de mettre en évidence en argentant fortement l'épithélium, puis en laissant macérer le cordon dans l'eau distillée. Au bout de 24 heures, les cellules plates desquament et laissent à nu la couche génératrice qu'il est alors facile d'enlever en la raclant avec le dos d'un scapel.

On met de la sorte à nu la portion du cordon qui répond à la vitrée du derme. Cette surface lisse est colorée uniformément en brun par l'argent et, sur les coupes répond à une ligne homogène d'une extrême minceur à laquelle viennent se terminer les faisceaux. Sur certains points du cordon, cette terminaison des faisceaux connectifs est facile à voir : ce sont ceux où ils se relèvent perpendiculairement à la surface extérieure et viennent buter contre elle pour s'y implanter à pic comme les crins d'une brosse sur son manche. Mais le rudiment de membrane vitrée où viennent s'implanter les faisceaux conjonctifs se réduit ici à une simple ligne basale, sans double contour. Elle n'est point séparable des faisceaux eux-mêmes et est seulement formée par la surface continue au niveau de laquelle ils prennent fin et se fondent brusquement en perdant leur apparence fibrillaire caractéristique.

Immédiatement au-dessous de cette ligne, les faisceaux conjonctifs prennent leur direction et s'engagent dans le tissu conjonctif du cordon, soit en marchant vers lui en droite ligne, soit en devenant décurrents par rapport à la surface. Les espaces interfasciculaires sont ordinairement larges et occupés par de la mucine ; il existe d'ailleurs à ce sujet des variations très grandes à diverses hauteurs sur un même cordon. Les myxomes, quand ils existent, occupent de préférence la zone sous-épithéliale et forment à la surface du cordon des nœuds qu'on ne saurait mieux comparer qu'à des boules d'œdème artificiel. Sur d'autres points le tissu muqueux est serré et offre l'apparence du derme fœtal. En règle générale, c'est sous l'épithélium qu'il existe des mailles régulières, parcourues par des faisceaux de petit diamètre, entrecroisés à petits intervalles, et non déformés par l'interposition de grandes nappes de mucine comme on l'observe dans la zone lâche intermédiaire que nous avons décrite précédemment.

2° Etude des cellules fixes. — Telle est la disposition générale de la trame connective : elle nous apparaît comme une formation de tissu conjonctif modelé, associée et remaniée par l'interposition de la mucine dans les intervalles des faisceaux; remaniement irrégulier et toujours corrélatif du développement plus ou moins abondant ou actif de la substance fondamentale muqueuse sur tel ou tel point du cordon. Par rapport à cette trame, les cellules fixes sont ordonnées régulièrement, à la façon de celles du tissu connectif modelé ; *elles reposent sur les faisceaux ou les groupes de faisceaux conjonctifs :* que ces faisceaux soient disposés régulièrement les uns par rapport aux autres, comme dans la gaîne lamelleuse périvasculaire, ou qu'ils soient dissociés en natte, en bande ou en travers comme dans les autres parties du cordon envahies par la mucine, la disposition fondamentale est la même.

En 1870, le professeur Renaut a, le premier, indiqué cette disposition et a démontré l'identité des éléments cellulaires fixes de la gélatine de Wharton avec ceux du tissu connectif ordinaire. Quand on les examine dans le tissu d'un myxome ou sur un fragment retranché d'une boule d'œdème artificiel, faite à l'aide du serum fortement iodé ou du nitrate d'argent à 1 p. 1000, les cellules fixes se montrent sous la forme de grandes lames de protoplasma granuleux, présentant des prolongements protoplasmiques irrégulièrement arborisés, et renfermant un ou plusieurs noyaux vésiculeux et nucléolés que l'hématoxyline, le carmin, la purpurine et l'éosine colorent vivement avec élection.

Dans les tendons noyés au sein de la gélatine de

Wharton, quand ils existent, ces cellules, disposées en chaînes régulières dans les intervalles des faisceaux, ont la constitution exacte des cellules tendineuses. Il n'y a pas lieu d'en poursuivre plus longuement la description.

Dans la gaîne périvasculaire, sur les préparations faites après durcissement dans l'alcool, la gomme et l'alcool et colorées par l'éosine hématoxylique, l'on voit ces mêmes cellules fixes ordonnées par rapport aux faisceaux et formant des traînées dans leurs intervalles. Mais ici il ne s'agit pas de chaînes cellulaires régulières comme dans les tendons proprement dits, la disposition est tout à fait comparable à celle qui existe dans le derme. Ceci revient à dire que les cellules fixes forment des traînées dans les intervalles des faisceaux nattés en système de tentes et même en des chaînes régulières comme dans un tendon vrai. Les corps protoplasmiques sont rameux, sillonnés d'empreintes, mais il ne sont pas soudés bout à bout par le ciment, et les noyaux ne sont pas non plus disposés aux extrémités des cellules comme dans les extrémités cellulaires des tendons.

Les méthodes de coloration ordinaires, telles que celles par l'éosine et le traitement ultérieur par l'acide formique, l'examen dans le sérum fortement iodé, etc., enfin les réactifs tels que le picro-carmin et l'éosine hématoxylique qui sont à la fois des réactifs du protoplasma et du noyau, dans une mesure sur laquelle il n'y a pas lieu de s'étendre longuement, permettent d'étudier jusqu'à un certain point la forme des cellules fixes et de constater leur entière analogie avec celles du tissu conjonctif modelé ordinaire tel que le derme par exemple. Mais pour prendre une idée précise des rapports qu'elles ont entre elles, avec les faisceaux conjonctifs, et les groupes de ces mêmes faisceaux, il est absolument indispensable de recourir à la méthode de l'or. Ici cette méthode est la seule qui puisse conduire à la résolution complète du problème. Pour la mettre en usage il convient de procéder de la manière suivante :

On prend des morceaux de cordon ayant environ un centimètre de longueur et une largeur qui est à peu près celle de la moitié du diamètre total du cordon, puis on les laisse pendant vingt-cinq ou trente minutes dans du jus de citron filtré, et on ne les enlève que lorsqu'ils sont entièrement éclaircis. On les laisse ensuite pendant un quart d'heure dans une solution de chlorure d'or à 5 0/0, et de là on les met dans une solution d'acide formique, au centième, dans laquelle ils séjournent pendant douze heures. Les morceaux de cordon ainsi traités sont alors mis dans l'alcool à 90° et si leur durcissement n'est pas complet, on peut le rendre plus parfait en les faisant passer dans la gomme puis, de nouveau, dans l'alcool. Ce procédé offre l'avantage de permettre d'effectuer des préparations d'ensemble et en même temps de rendre ces dernières persistantes, car on sait que l'alcool a la propriété d'arrêter la réduction du chlorure d'or et de rendre la préparation insensible à l'action de la lumière (Ranvier).

Sur de pareilles préparations, on voit les cellules fixes de la gaîne tendiniforme dessiner des traînées parallèlement à la direction des faisceaux. Quand ces derniers sont coupés parallèlement à leur direction, ces traînées suivent les espaces interfasciculaires. Les cellules forment de longues bandes protoplasmiques, montrant de distance en distance un noyau ovalaire vésiculeux nucléolé. Latéralement, des expansions protoplasmiques membraniformes d'abord et trouées de distance en distance, à la façon des cellules fixes du tissu connectif lâche, puis émettant des prolongements filiformes, vont rejoindre leurs simillaires émanées d'une traînée de cellules voisines. Bref, un réseau analogue à celui de la cornée transparente et se poursuivant à l'état continu dans tous les espaces interfasciculaires qui, par leur disposition même, lui donnent sa forme générale et typique; telle est la disposition que l'on trouve au niveau de la gaîne tendiniforme dans les éléments cellulaires fixes du cordon ombilical. Sur les cordons coupés en travers, autour du pédicule épithélial, la disposition en réseau est surtout remarquable; mais elle se poursuit en réalité partout et l'examen des préparations montre pleinement qu'il s'agit ici d'un réseau continu de cellules fixes qui, si l'étude du développement ne montrait pas qu'initialement les éléments cellulaires ont été isolés et distincts les uns des autres, conduirait à cette notion que l'ensemble des cellules conjonctives constitue, dans toute l'épaisseur du cordon, une immense cellule à noyaux multiples du type corpusculaire. (Fig. 1. Pl. II).

L'examen de la zone lâche moyenne est extrêmement intéressant au point de vue des relations des éléments cellulaires fixes avec les faisceaux. A ce niveau, la substance muqueuse devient en effet plus abondante, et en prenant place se crée dans les espaces interfasciculaires des loges analogues à celles interceptées par la masse d'une injection interstitielle de gélatine par exemple. On voit alors les faisceaux connectifs s'écarter les uns des autres et limiter des alvéoles plus ou moins régulièrement arrondis, communiquant les uns avec les autres dans une coupe épaisse à la façon de ceux d'un carcinome alvéolaire. Au centre de ces mailles on voit des blocs de mucine colorés en rose violacé et rétractés avec l'aspect de caillots de lymphe. Sur les grandes travées qui séparent les mailles et reposant à la surface de ces dernières le réseau des cellules fixes se poursuit, modifié par les actions mécaniques qui ont pris naissance au moment même du dépôt de la mucine. Sur certaines travées formées par un groupe de faisceaux, il existe par exemple une traînée de cellules fixes dont le protoplasma, subissant une sorte d'étirement, a pris l'apparence d'un filament violé. Sur ce filament on voit de distance en distance des noyaux plats à surface ordinairement parallèle au sens de la pression. Chacun de ces fils émet des expansions protoplasmiques grêles qui vont s'anastomoser avec une autre traînée ; sur un autre point les cellulles fixes échangent des ramifications à travers les ponticules qui relient les travées entre elles ; sur d'autres les traînées cellulaires filent en formant une série de festons sur les points où elles contournent des alvéoles gorgés de mucine, qui a pris place entre les faisceaux primitivement parallèles, dans les intervalles desquels elles sont placées. En réalité, dans la zone alvéolaire les cellules fixes se comportent d'une façon comparable à celle que l'on observe dans leurs homologues de l'épiploon du rat.

Lorsqu'il n'existe pas de myxomes dans la région sous-épithéliale, à la périphérie du cordon, les cellules fixes prennent l'apparence d'un réseau continu et qui tend à revêtir comme dans la cornée du chat le type membraniforme. En réalité, ce réseau ressemble considérablement à celui du derme cutané. Au voisinage de l'épithélium il vient se terminer sur la vitrée. Dans les préparations par l'or, et très vraisemblablement sous l'influence des acides, cette dernière se réduit à une simple ligne. C'est une large bande homogène festonnée, d'un rose violacé, au-dessous de laquelle les cellules fixes viennent former, par une série de prolongements protoplasmiques grêles, un mince réseau parallèle à la surface. Une autre ligne de cellules connectives est disposée à la surface de la vitrée sous l'épithélium. Ce sont des cellules plates communiquant entre elles par des prolongements protoplasmiques grêles et régulièrement avec les cellules profondes par des rameaux protoplasmiques très déliés qui s'engagent dans la vitrée. Mais il ne s'agit ici nullement d'un endothélium sous-épithélial. En examinant attentivement les préparations on peut en effet se convaincre que ces cellules ne forment pas un système continu ; de distance en distance on trouve à côté d'elles des cellules lymphatiques (Fig. 2, planche II) venues, comme nous le verrons un peu plus loin, des portions profondes du cordon, de telle sorte qu'il est permis de penser qu'il ne s'agit ici que de cellules migratrices soit appartenant au groupe aberrant, c'est-à-dire destinées à être rejetées au dehors, soit abordant l'épithélium pour s'y fixer ensuite et concourir à la rénovation de ses éléments complètement évolués. En résumé, les cellules fixes du tissu muqueux du cordon se comportent dans cet organe exactement comme dans toute autre variété de tissu connectif; arrivées à l'état adulte elles forment un réseau continu, sauf sur les points où un remaniement de cause mécanique a déterminé des changements dans la constitution primitive de l'organe. De plus, le fait que les cellules fixes sont ordonnées par séries, par rapport aux faisceaux, fait rentrer pleinement le tissu muqueux du cordon dans le cadre des productions connectives modelées.

3° ETUDE DE LA SUBSTANCE MUQUEUSE. — Ce n'est pas ici le lieu de décrire les caractères chimiques de la matière muqueuse qui donne au tissu du cordon son caractère gélatineux et lui a fait pour cette raison donner le nom de gélatine de Wharton. Nous ne pouvons nous occuper que de sa morphologie et des caractères que l'on est convenu de nommer histo-chimiques bien que la plupart du temps rien ne soit moins connu que l'action des réactifs divers sur les éléments anatomiques. Le picrocarminate d'ammoniaque laisse la mucine du cordon presque absolument incolore; l'éosine la teint en rose pâle et seulement lorsqu'elle est très abondante et vue sur une grande épaisseur. Le chlorure d'or lui donne une coloration rose-violacée, mais son réactif par excellence est l'éosine hématoxylique. Sous l'influence de ce réactif la mucine prend une coloration admirable de bleu de cobalth exactement à la façon du contenu des cellules caliciformes des membranes muqueuses, tandis que les faisceaux connectifs sont teints en gris de lin, le protoplasma en rose et les noyaux en violet. Il suit de là que la coloration par l'éosine hématoxylique constitue actuellement le meilleur procédé pour étudier dans le cordon ombilical la répartition de la substance muqueuse.

Cette substance n'est pas uniformément répandue dans tout le tissu connectif du cordon. Elle est disposée dans les espaces interorganiques exactement à la façon d'une injection interstitielle de gélatine. La gaîne péri-vasculaire tendiniforme en est à peu près dépourvue ; cependant sur certains points on voit, dans les coupes transversales, des traînées bleues étroites filer entre les couches concentriques et disposées en système de tentes de la formation tendiniforme. C'est surtout dans la zone alvéolaire qu'on la voit répandue formant des lacs sineux à bords anguleux et communiquant plus ou moins régulièrement entre eux. La répartition est d'ailleurs des plus variables. Tantôt la zone sous épithéliale est respectée, tantôt elle est semée d'alvéoles petits. Parfois sous la vitrée, qui paraît alors comme une bordure claire, une mince lame de mucine s'est déposée. Tantôt enfin le tissu périphérique est dissocié comme par une boule d'œdème faite à la gélatine et on est alors en présence du myxome du cordon. En saine terminologie anatomique, le myxome ne mérite pas le nom qu'il porte : il constitue non une tumeur du cordon mais un accident de répartition de la mucine dans ses intervalles interorganiques. Les lames de mucine occupent simplement ces espaces à la façon d'une substance injectée (Fig. 3. Pl. I). Ni les imprégnations d'argent, ni celles par l'or, ni enfin l'action d'aucun réactif colorant quelconque ne nous ont jamais rien montré qui puisse rappeler l'existence même lointaine d'un endothélium à la surface des loges qui renferment les amas muqueux. Cette absence de revêtement conduit donc à refuser dès maintenant à la formation alvéolaire du cordon la signification d'un réseau irrégulier de trajets lymphatiques qui lui a été accordée par Köster et par beaucoup d'autres histologistes après lui. Quant à la question de savoir si les lacs de mucine répondent à des chemins de lymphe d'un autre ordre que les voies lymphatiques canaliculées ordinaires, nous la discuterons dans un instant.

Les préparations faites à l'aide de l'éosine hématoxylique jettent la plus vive lumière sur le mode de développement de la substance muqueuse. Le réactif colore en bleu de cobalth la mucine des espaces interorganiques partout où il la rencontre, même à l'état de traces, même à celui de simple diffusion, c'est-à-dire là où, sans être collectée dans des espaces artificiellement développés par elle, elle infiltre, à la façon de la gomme, la substance des faisceaux et les intervalles de ces derniers. On voit alors la région nuagée et comme estompée de bleu pâle ; un peu plus loin se dessinent des bandes un peu plus bleues et comme esquissées à l'estompe. De place en place au sein de ce tissu incomplètement infiltré apparaissent des espaces anguleux remplis d'une masse bleue plus ou moins foncée.

Ainsi donc, le tissu connectif du cordon formé de faisceaux et de réseaux de cellules fixes arrivées à leur état de complet développement, n'apparaît pas comme le similaire exact du tissu connectif fœtal à la période muqueuse, mais bien comme un tissu connectif modelé ayant déjà pris son type et secondairement envahi de place en place par la substance muqueuse élaborée en vertu d'une sorte de sécrétion (1).

La substance ainsi produite se montre à l'état d'infiltration diffuse des espaces interorganiques ou occupant les alvéoles. A l'état frais elle offre les caractères du mucus ordinaire ; soumise à l'action des réactifs coagulants, elle se prend en gelée avec l'aspect exact et la plupart des réactions d'une masse de gélatine. Dans les préparations colorées par l'éosine après l'alcool, la gomme et l'alcool, on voit les blocs de mucine colorés en rose et présentant une ponctuation régulière. Les grains qui forment cette ponctuation sont petits, placés en séries et colorés en rouge vif par le réactif, ils sont du reste absolument analogues à ceux que l'on trouve dans les masses de mucus des surfaces, de l'estomac par exemple, qui ont été traitées par les mêmes réactifs.

4° ETUDE DES CELLULES MIGRATRICES. — On sait que partout où se poursuit le tissu connectif les cellules migratrices peuvent se répandre, sauf dans les formations tendineuses, elles cheminent aussi bien au sein du tissu connectif modelé que dans le tissu cellulaire lâche. Tandis que dans ce dernier les éléments cellulaires de la lymphe sont répandus partout, mais ne paraissent

(1) Il est à supposer que l'enroulement spiroïde des vaisseaux du cordon est en rapport avec le mode de dépôt de la substance muqueuse dans les intervalles périvasculaires. Le cordon de l'embryon dont les vaisseaux sont complètement droits est dépourvu de mucine ou du moins n'en contient que des traces. Dès que celle-ci commence à se déposer, les vaisseaux commencent à se disposer en spirale. Il y a évidemment une relation entre ces deux ordres de faits, mais n'ayant pas dirigé mes recherches de ce côté, je ne puis affirmer la réalité absolue de l'hypothèse que j'émets ici.

pas exercer d'action de remaniement en vertu des mouvements amiboïdes qui leur sont propres, dans le tissu conjonctif modelé, au contraire, ils modifient mécaniquement les dispositions organiques. On sait, en effet, que les trous des aponévroses du mésentère de la grenouille, la fenétration du grand épiploon, la formation du tissu réticulé ont pour origine l'activité pseudopodique des globules blancs. Le tissu conjonctif du cordon n'échappe pas à la loi commune, et l'importance des cellules migratrices, au point de vue de sa nutrition propre, mérite d'autant plus d'être soulignée que, chez un grand nombre d'animaux et en particulier chez l'homme, il n'existe pas de capillaires sanguins dans la gélatine de Wharton. Nous trouvons même ici l'exemple le plus remarquable d'un organe extrêmement volumineux par rapport à l'embryon et au fœtus et qui ne reçoit point de vaisseaux capillaires lorsqu'à la même époque les autres tissus exsangues, tels que l'endartère, l'endoveine sont à peine formés à l'état de rudiment et que le cartilage est parcouru par de nombreux canaux sanguins. Ainsi donc de l'anneau ombilical à l'insertion placentaire le tissu connectif du cordon, chez l'homme et plusieurs autres mammifères, dépourvu d'ailleurs de lymphatiques canaliculés, ne peut cependant être nourri que par la lymphe. Les éléments de cette dernière prennent leur origine dans les artères et dans la veine ombilicale et présentent ceci de particulier que très vraisemblablement ils appartiennent d'une façon à peu près exclusive au groupe aberrant.

Nous entendons par groupe aberrant l'ensemble des cellules lymphatiques qui n'accomplissent pas dans l'organisme un parcours cyclique. Ceci revient à dire que tandis que la majorité des globules blancs sortis des vaisseaux par diapédèse, après avoir traversé les espaces interorganiques, rentrent dans les voies de la lymphe et de là dans le sang d'où ils avaient émigrés, certains globules blancs, également sortis du sang par diapédèse, ne rentrent plus dans la circulation et sortent au travers des épithéliums pour se perdre sur les surfaces muqueuses, ou se fixent pendant un temps plus ou moins long dans le tissu connectif pour le remanier et y édifier par exemple des formations réticulées. Les recherches de Chandelux sur le tissu réticulé ont mis hors de doute le dernier point. Quant aux globules qui se perdent par les surfaces épithéliales, ils paraissent constituer un groupe nombreux dont les points d'issue ont été indiqués par M. le professeur Renaut au niveau des appareils lymphatiques de la muqueuse intestinale (follicules isolés et agminés), dans toutes les régions où les épithéliums montrent la disposition en système de tèques et enfin dans l'appareil lymphatique du pharynx (Waldeyer et Stöhr. Société de médecine interne de Berlin, séance du 5 mai 1884).

En effet les globules blancs se montrent, dans certains cordons humains, disposés en nombre considérable dans les espaces interfasciculaires de la gaîne tendiniforme entourant les vaisseaux. On les voit de là se répandre dans la gaîne alvéolaire et pénétrer dans les lacs de mucine qui occupent cette dernière. Mais c'est dans les parties envahies par la substance muqueuse qu'ils sont en réalité le moins abondants, ce qui n'aurait certainement pas lieu si ces lacs étaient de véritables voies lymphatiques. Dans la zone sous-amniotique ils existent en nombre considérable principalement au voisinage de la limitante vitrée. Sur ce point j'ai constaté qu'ils présentent quelques caractères particuliers. Ce sont des globules blancs volumineux et sphériques sur les préparations fixées, renfermant dans leur protoplasma des granulations claires présentant une réfringence analogue à celle de la mucine. (Fig. 2. Pl. II). De semblables globules ne pourraient-ils pas être considérés comme des éléments arrivés au terme de leur voyage et chargés de produits de désassimilation ? Nous avons vu que certains d'entre eux sont situés dans les couches profondes de l'épithélium. Nous verrons plus loin, à propos de l'étude de ce dernier, que, de distance en distance, il existe dans le pavé épithélial des cellules petites, foncées, reproduisant exactement les cellules intercalaires décrites par Ranvier, sur l'endothélium des séreuses.

On sait que ces cellules intercalaires répondent à des globules blancs qui sont engagés dans l'épithélium et qui sont temporairement fixes. Quoiqu'il en soit, comme on voit constamment les globules blancs rayonner des vaisseaux à la périphérie, dépasser la vitrée et s'engager dans l'épithélium, il nous semble permis de conclure, avec probabilité, qu'en grande partie les cellules lymphatiques ne font que traverser le tissu du cordon pour tomber ensuite dans la cavité amniotique. Ces cellules migratrices exercent certainement dans leur trajet des actions nutritives. Peut-être aussi un certain nombre d'entre elles prennent-elles un trajet rétrograde et rentrent-elles dans la veine ombilicale. En tous cas, nous constatons ici, une disposition intéressante : la gélatine de Wharton est une variété du tissu connectif au sein de laquelle le système lymphatique canaliculaire est annulé en même temps que le système capillaire sanguin. La nutrition ne pouvant se faire par des vaisseaux sanguins capillaires, parce qu'à un moment donné, la fonction exige que le tissu du cordon se flétrisse dans les limites comprises entre l'anneau ombilical et l'organisme maternel, la nutrition s'effectue par un artifice : les vaisseaux sanguins de distribution laissent filtrer latéralement de la lymphe qui se répand dans le tissu connectif et subvient à sa nutrition. Nous avons donc à faire à une adaptation singulière du système vasculaire sanguin aux fonctions lymphatiques.

CHAPITRE III

Développement du tissu muqueux du cordon.

SOMMAIRE. — Etude sur son point de dissociation naturelle à l'insertion placentaire. — Analogie avec le tendon embryonnaire. — Disposition des cellules à la surface des faisceaux et non librement dans les aires. — Signification du tissu du cordon. — Rôle probable de l'immersion du cordon dans les eaux amniotiques.

Je n'ai pas l'intention de reprendre, dans ce chapitre, l'histoire générale du développement embryologique du cordon. C'est là une étude embryologique et morphologique en dehors du point particulier d'anatomie générale exposé dans ce travail. Mais il est une question qui nous intéresse au plus haut degré ; c'est celle du mode de développement du tissu connectif du cordon ; sa solution, en effet, nous conduira à préciser la place qu'il convient de réserver à la gélatine de Wharton, dans la série des tissus.

Sur des cordons de moutons très jeunes (longueur de 3 ou 4 centimètres, de l'extrémité du museau à la naissance de la queue), la gélatine de Wharton se montre dans la continuité du cordon avec une disposition tout à fait analogue à celle que l'on constate dans un tendon en voie de développement. Cela revient à dire que les cellules fixes sont ordonnées en séries d'une manière régulière et déjà en relations exactes avec les éléments de la trame conjonctive qui sont encore au début de la période télo-formative. Voici donc un premier point, le tissu muqueux du cordon se développe à la façon du tissu connectif modelé.

Le point du cordon qui doit être choisi pour étudier dans ses détails le développement du tissu connectif muqueux est le voisinage de l'insertion placentaire. A ce niveau, sur les embryons de mouton de 10 à 20 centimètres, on voit les éléments connectifs se dissocier naturellement à la façon de l'extrémité d'une gerbe liée en son milieu. Les espaces interorganiques sont occupés par de la substance muqueuse très liquide, formant une véritable gelée tremblotante au sein de laquelle se poursuivent les faisceaux conjonctifs isolés les uns des autres comme dans une boule d'œdème artificiel. En se rapprochant et en s'éloignant tour à tour, ces faisceaux limitent les aires de ces mailles. En réalité, il s'est produit ici une dissociation imparfaite dont le résultat est un feutrage de fibres groupées deux par deux, trois par trois, ou isolées suivant les hasards même de l'action mécanique exercée par la substance muqueuse, pour prendre place, en se développant dans les espaces des faisceaux. Les cellules fixes sont toujours disposées en séries à la surface des travées, le plus souvent anasto mosées les unes avec les autres par de longs filaments protoplasmiques, dans le sens du faisceau qui les soutient. La figure 2 de la planche I, empruntée au mémoire de M. le professeur Renaut montre bien cette disposition. Les aires remplies par la mucine ne sont jamais traversées à cette période par des réseaux de cellules fixes. Ce n'est que sur des embryons tout à fait jeunes et dans lesquels la période télo-formative est tout à fait à son début, que l'on voit les éléments cellulaires n'être pas exactement les satellites des faisceaux connectifs. En réalité, il s'agit donc ici d'un tissu conjonctif qui, en tous points, dans son développement comme dans ses autres particularités, se comporte comme le tissu connectif modelé, ou plus généralement comme toute bande de tissu conjonctif satellite des fusées vasculaires sanguines de distribution. Constamment, dans les aires interfasciculaires occupées par la mucine, on rencontre de nombreuses cellules lymphatiques, les unes hyalines, les autres granuleuses et souvent d'un gros volume. Sous l'influence du sérum iodé, ces éléments lymphatiques se montrent chargés de glycogène et prennent une coloration brun d'acajou, tandis que les cellules fixes se colorent en jaune à la façon du protoplasma, quand il ne renferme pas de substance glycogène.

CHAPITRE IV

Voies lymphatiques

SOMMAIRE. — Discussion sur les espaces interorganiques liés ou non au système lymphatique canaliculé. — Réfutation des théories des canaux du suc. — Voyage probable des cellules migratrices des vaisseaux au travers du cordon pour tomber dans l'amnios. — Comparaison avec l'épiploon, organe constamment traversé par des cellules migratrices qui tombent ensuite dans la séreuse viscérale.

Ainsi que nous l'avons dit au début de l'historique de notre sujet, les théories qui ont été successivement faites sur la structure du tissu conjonctif en général, ont été appliquées à tour de rôle à celle du tissu fondamental du cordon ombilical. L'absence relative de capillaires sanguins dans cet organe a amené les anatomistes à supposer l'existence de réseaux lymphatiques particuliers pouvant suppléer dans une certaine mesure à la nutrition incomplète qui leur paraissait résulter de cette structure, et surtout en Allemagne et en Angleterre, ils ont décrit ces canaux et ont admis dans le cordon une circulation lymphatique très riche. Pour eux, il existe au sein du tissu connectif alvéolaire des *Canaux du suc* anastomosés entre eux en tous sens, au sein desquels circule la lymphe, et qui, à la périphérie du cordon, se mettent en rapport avec la cavité amniotique par des stomates pratiqués au travers de l'épithélium.

C'est Virchow le premier, qui, en examinant des coupes de cordon ombilical traitées par l'acide acétique, a démontré qu'il avait tous les caractères du tissu conjonctif, et lui assigna la place qui lui revenait dans la classification des tissus de l'organisme. Mais, en même temps, il transporta là les idées qu'il avait émises sur la structure du tissu conjonctif lâche et décrivit des réseaux de cellules plasmatiques dans lesquelles circulait la lymphe. « La substance propre du cordon, dit-il, est composée d'un tissu aréolaire contenant dans ses intervalles du mucus et quelques cellules arrondies ; une substance fibreuse et striée forme les trabécules des aréoles. Cette dernière contient des éléments étoilés. En traitant une préparation par l'acide acétique, on voit un vrai réseau cellulaire divisant la masse du cordon en compartiments réguliers. L'anastomose de ces cellules explique la marche des sucs et leur égale distribution dans toutes les parties de cet organe. » Ainsi donc, Virchow considère les cellules étoilées du cordon comme des éléments creux anastomosés les uns aux autres par des prolongements également canaliculés, et dans lesquels circule la lymphe. C'est la théorie des cellules plasmatiques, c'est la théorie des cellules creuses servant de lieu de passage aux sucs nutritifs. Nous n'avons pas à revenir sur les nombreux travaux qui ont été publiés, surtout en France, pour démontrer la fausseté de cette conception, ni sur les méthodes dont se sont servi les professeurs Ranvier et Renaut pour prouver que les cellules conjonctives formées d'une masse protoplasmique et d'un noyau ne pouvaient pas remplir ce rôle de canaux que leur attribuait Virchow. Qu'il nous suffise de dire que leur coloration par le picro-carmin et l'éosine et leur dissociation par la boule d'œdème mettent leur nature cellulaire absolument hors de doute.

C'est dans la couche périphérique du cordon que Köster a découvert et injecté, dit-il, un système particulier de canaux du suc. Ils formeraient, d'après lui, un réseau très serré formé par des canaux dilatés au niveau des espaces alvéolaires et rétrécis pour passer d'un alvéole à un autre, ce qui leur donnerait une apparence noueuse. Leur direction générale serait celle des fibres conjonctives qui, tendues comme des cordelettes, leur serviraient de soutien. Ces canaux n'auraient aucune communication avec les vaisseaux sanguins et seraient même peu développés dans leur voisinage. En revanche ils seraient en rapport avec les stomates de l'épithélium et, par eux, avec la cavité amniotique.

Plus récemment, L. Tait a repris les idées de Virchow et, refusant aux cellules fixes leur nature cellulaire, les considère comme de véritables canaux lymphatiques. Lorsque ces canaux sont vides, dit-il, ils présentent l'apparence du tissu fibreux par suite de l'affaissement de leurs parois, et lorsqu'ils sont partiellement distendus ils se montrent comme des cellules étoilées. Dans les alvéoles intermédiaires aux canaux on rencontre des cellules migratrices. Les imprégnations au nitrate montrent que ces canaux ont une paroi. Quand on les injecte, de petites parcelles de l'injection peuvent suinter à la surface du cordon et cela n'est pas causé par des ruptures. Par conséquent, Tait décrit un réseau de canalicules qui paraît bien correspondre à celui des cellules fixes, et il n'est pas éloigné d'admettre qu'il vient s'ouvrir à la surface du cordon. Dans sa description il donne du reste fort peu de place à l'étude du tissu conjonctif et paraît considérer le cordon comme rempli par ce réseau de cellules creuses interceptant des mailles remplies de mucine.

Kölliker enfin, bien que ne se prononçant pas d'une manière absolue n'est pas éloigné d'admettre l'existence de canaux du suc. En imprégnant un cordon au chlorure d'or il a obtenu, ainsi que nous l'avons fait nous-même, de si belles figures d'éléments anastomosés, renflés en certains points, rétrécis sur d'autres, qu'il n'ose pas les regarder comme des réseaux cellulaires et pense que ce sont là des chemins suivis par la lymphe.

Les injections interstitielles que Köster avait faites avec du bleu de Prusse, en piquant le cordon avec une seringue de Pravaz, ont été refaites par le professeur Renaut et ne lui ont donné qu'une extravasation du liquide et une coloration assez intense des fibrilles connectives du tissu aréolaire. Du reste, les injections qui déterminent dans les cordons une apparence de réseau canaliculé ne sauraient réussir, d'après Köster, que sur des cordons macérés, dont la matière muqueuse est forcément très modifiée. Celle-ci pouvant alors se déplacer plus facilement, le liquide peut se répandre librement dans les mailles du tissu muqueux et former un réseau noueux. Quand on fait dans le cordon une injection interstitielle avec un liquide coloré et qu'on écrase la boule d'œdème ainsi formée, jamais on obtient à sa périphérie la moindre apparence de réseau. Ce fait, à lui seul, paraît démontrer l'absence de canaux lymphatiques, car on sait avec quelle facilité on peut les injecter dans les régions où ils existent (Renaut.

Il se produit, quand on pousse une injection interstitielle dans le cordon, les mêmes phénomènes que quand on fait la même opération sur la cornée ; dans cette dernière, l'injection dissocie les lames cornéennes sans jamais pénétrer dans les confluents lacunaires ni refouler la cellule fixe qu'ils contiennent (Eloui); elle ne produit qu'un simple décollement des lames en rompant les fibres arciformes qui les relient. Au fur et à mesure que la pression diminue, cet effet de rupture se produit à une moindre distance du trait d'injection. Il en est de même, à peu de chose près, dans le cordon ombilical; l'injection remplit les espaces de mucine en refoulant celle-ci sur un point, puis, quand elle pénètre entre les systèmes tendineux juxtaposés, elle les dissocie plus ou moins selon la force avec laquelle elle a été poussée; mais jamais elle ne refoule les cellules ni ne dessine autour d'elles un réseau plasmatique. Dans la zone alvéolaire, elle occupe les alvéoles et les distend comme le liquide distend les espaces lymphatiques du tissu conjonctif lâche dans la boule d'œdème ; dans la zone tendiniforme elle file entre les faisceaux en les écartant simplement. Il n'y a donc pas lieu d'admettre l'existence de vaisseaux lymphatiques canaliculés dans le cordon, pas plus que dans les divers types de tissu connectif auxquels il correspond.

Un argument encore plus sérieux en faveur de l'absence de conduits spéciaux de la lymphe, est tiré de l'examen des préparations faites après une injection interstitielle de nitrate d'argent.

S'il existait des canaux lymphatiques, ils auraient une paroi endothéliale comme tous les canaux de ce genre, et il serait facile de la mettre en relief par des imprégnations avec une solution de nitrate d'argent colorant en noir les espaces intercellulaires. Nous avons fait, comme autrefois le professeur Renaut, des injections interstitielles avec ce liquide dans les différentes zones du cordon, et nous sommes arrivé au même résultat que lui. Partout le liquide diffusait entre les faisceaux conjonctifs ou entre les globes de mucine, mais nulle part il ne dessinait de paroi endothéliale.

De ceci, nous croyons pouvoir conclure qu'il n'existe dans le cordon ni réseau plasmatique constitué, comme le prétendait Virchow, par un réseau cellulaire canaliculé, ni système particulier de canaux vecteurs du suc, comme Köster croyait l'avoir démontré.

S'il n'existe pas de canaux lymphatiques, quels sont donc les chemins de la lymphe dans le tissu du cordon ? Ils existent partout où se trouvent des lacunes ou des fentes entre les faisceaux et les lames de tissu connectif. Dans la zone alvéolaire, les alvéoles remplis de mucine et limités par les éléments cellulaires anastomosés, dans la zone tendiniforme, les fentes étroites laissées entre les tendons lui servent de passage et c'est par là qu'elle accomplit au travers du cordon son cycle nutritif. Les espaces alvéolaires occupés par la mucine ne sont pas, comme on pourrait le croire tout d'abord, le chemin favori des globules blancs. Ils y sont relativement rares, et on les rencontre en nombre beaucoup plus considérable dans les territoires périvasculaires ou dans le tissu sous-amniotique. Il est cependant probable qu'ils traversent en grande partie cette étendue d'espaces alvéolaires pour accomplir à travers le cordon une marche qui les conduit du centre à la périphérie Sortis des vaisseaux par diapédèse ils progressent de dedans en dehors et finissent par tomber dans la cavité amniotique. Il se passe ici à peu près la même chose que dans l'épiploon où on voit les cellules migratrices traverser constamment cette membrane, en remanier le tissu conjonctif et le transformer en tissu fenêtré, pour aller ensuite tomber dans la séreuse viscérale. Ils paraissent épuiser leur rôle nutritif en cheminant ainsi dans les nappes connectives, et leur rôle actif cesse dès qu'ils sont arrivés à l'extrémité de leur parcours.

CHAPITRE V

Epithélium du cordon.

SOMMAIRE. — Origine de l'épithélium de revêtement du cordon. — Son analogie de structure avec l'ectoderme fœtal. — Etude de ses couches — Couche profonde ou génératrice. — Couches superficielles ou squameuses. — Existe-t-il des stomates entre les cellules ?

A mesure que la vésicule ombilicale et le corps de l'embryon se séparent nettement par la formation de l'étranglement ombilical, les trois feuillets s'écartent de de plus en plus, et le feuillet externe donne lieu à la formation de la cavité amniotique. La surface interne de cette cavité est revêtue par une couche épithéliale de nature ectodermique qui se continue avec la peau du fœtus par l'intermédiaire de l'épithélium du cordon. Par conséquent les surfaces de revêtement du fœtus, du cordon et de l'amnios, proviennent du même feuillet du blastoderme, et leur structure ne présente que de légères différences selon les points où on l'examine.

L'épithélium qui revêt l'amnios est constitué par des éléments disposés sur une seule couche.(1) Köster et Kölliker le décrivent comme appartenant au type pavimenteux, mais cependant Kölliker a observé des cellules cylindriques nombreuses au voisinage de l'insertion du

(1) Telle est l'opinion de A. Holz et de Kölliker. Mais des recherches nouvelles entreprises depuis la soutenance de cette thèse m'ont démontré que l'épithélium de l'amnios était comme celui du cordon composé de deux ou trois couches.

cordon, et Anna Hotz (1), qui l'a décrit avec le plus grand soin, prétend que de telles cellules existent sur toute la surface de l'amnios.

L'épithélium du cordon diffère sensiblement de celui de la cavité amniotique. Tous les auteurs sont d'accord pour le ranger dans la classe des épithéliums stratifiés et lui décrire un certain nombre de couches d'aspect et de nature différents. Köster lui donne deux couches, l'une inférieure, de cellules pavimenteuses, l'autre supérieure de squamules ; Anna Hotz a observé jusqu'à cinq couches à la partie inférieure du cordon et trois en moyenne dans le reste de son étendue. L. Tait, au contraire, le croit formé par une couche unique de cellules nuclées irrégulièrement polygonales.

Pour nous la structure de l'épithélium du cordon ne diffère pas sensiblement de celle de la peau du fœtus.

Pour s'en convaincre, il faut l'étudier sur un cordon qui n'a pas encore atteint son entier développement, celui d'un fœtus de trois ou quatre mois, par exemple. On voit alors qu'il est constitué par deux couches seulement, l'une profonde, formée par la réunion de cellules cylindriques rappelant par leur forme et leur disposition celles de la couche génératrice de la peau, l'autre superficielle, très mince, due à la juxtaposition de fines squamules, et dont l'analogie avec la couche externe de la peau fœtale ne paraît pas discutable. L'épithélium du cordon adulte conserve ce type, tandis que l'ectoderme fœtal se différencie pour acquérir peu à peu celui de la peau. Nous avons déjà démontré que le tissu

(1) Anna Holz. *Ueber das epithel des amnion*. Diss Inaugurale, Bern, 1878.

connectif sous-épithélial était en tous points comparable au derme sous-cutané, ce qui contribue encore à prouver l'existence d'une origine commune et d'une identité morphologique complète entre le revêtement du cordon et le revêtement ectodermique du fœtus.

Pour étudier les détails de structure de la couche profonde de l'épithélium, il est nécessaire de faire des coupes minces, transversales, de cordons de différents âges et de les colorer, soit au carmin, soit à l'éosine hématoxylique. On voit alors que le tissu sous-épithélial, sur la structure duquel nous ne reviendrons pas, présente exactement au-dessous de cette couche, une lame serrée dans laquelle se montrent des cellules fixes aplaties. Cette lame sert ici de basale et sert de soutien aux couches épithéliales, absolument comme dans la cornée où la lamelle connective la plus externe est aplatie et régulière pour former le support de l'épithélium stratifié cornéen. Les cellules de la couche profonde sont prismatiques et leur grand axe est perpendiculaire à la surface du cordon. Elles sont disposées sur une seule couche et s'implantent régulièrement sur la lame connective sous-jacente, de laquelle elles ne se laissent pas facilement séparer par les dissociations ou les injections interstitielles. La substance cellulaire est riche en grosses granulations transparentes que le carmin colore en rouge orangé. Chaque cellule possède un noyau relativement très volumineux, car dans certains cas il la remplit presque tout entière ; il a à peu près le volume d'un globule rouge ; il se colore vivement par le carmin et l'hématoxyline et présente deux zones, l'une externe très foncée, l'autre centrale plus claire.

Ces cellules sont toutes en connexion les unes avec les autres, ainsi qu'avec la lame connective sous-jacente, mais elles offrent parfois avec les cellules de cette dernière des rapports très intéressants. On voit en certains endroits des cellules connectives généralement fusiformes s'insinuer entre la base des cellules épithéliales, de façon à les écarter et à faire pour ainsi dire corps avec le revêtement épithélial. Certains de ces éléments intercalaires subissent une transformation dans leur forme qui les amène peu à peu à prendre le type épithélioïde. Il est alors très difficile d'établir nettement les limites entre la zone conjonctive et la zone épithéliale, car toutes les deux sont comme fondues sur leur ligne de contact et intimement soudées entre elles. Rappelons en passant que nous avons observé, sous l'épithélium vitellin du cordon des embryons de squales, une couche de cellules épithélioïdes dont les caractères se fondaient insensiblement avec ceux des cellules épithéliales.

On observe souvent dans le tissu conjonctif sous-épithélial, et jusque sous la lame de soutien, des cellules migratrices, quelquefois même en grand nombre. Elles s'insinuent entre les lamelles conjonctives qu'elles dissocient pour venir tomber dans les lacs de mucine, dans lesquels elles cheminent librement. Je ne les ai jamais vues pénétrer entre les cellules épithéliales, mais je les ai souvent rencontrées en contact direct avec elles, et même c'est là un des points où on les observe le plus fréquemment. Sur des coupes d'un cordon d'embryon de veau de 18 centimètres, les globules blancs se trouvaient souvent réunis sous l'épithélium, entre lui et les lames conjonctives, par groupes de quatre ou cinq. Autour d'eux, les faisceaux connectifs étaient dissociés et réduits en fibres minces isolées, baignant dans la mucine. La même chose s'observait sur tous les cordons d'hommes ou d'animaux que nous avons eus entre les mains.

En résumé, cette couche profonde de l'épithélium du cordon nous paraît être tout à fait identique, comme rôle et comme structure, à la couche génératrice de l'ectoderme fœtal, dont elle n'est du reste que la continuation.

Anna Hotz décrit au-dessus de cette couche génératrice un certain nombre de couches moyennes et superficielles dont le nombre, assez variable du reste, peut aller jusqu'à cinq à la partie inférieure du cordon. Sur les différents cordons que nous avons examinés, nous n'avons pas, en général, retrouvé cette structure. Quelquefois, il est vrai, nous avons observé deux couches de cellules aplaties, transparentes, revêtant la couche profonde, mais cette disposition n'existait que dans certaines zones limitées, et nous pouvons dire que presque toujours nous n'avons observé qu'une seule couche de cellules superficielles. Si on ne les étudie que sur des coupes, il est très difficile de s'assurer de la forme de ces cellules et de leurs rapports réciproques; ce n'est qu'en enlevant des lamelles très minces de l'épithélium et en les étalant qu'on peut les étudier, mais c'est surtout à la méthode de l'imprégnation avec le nitrate d'argent que l'on doit avoir recours si l'on veut rechercher l'existence des stomates décrits par les auteurs allemands.

Si l'on imprègne la surface d'un cordon frais avec une solution de nitrate d'argent à 1/600, on obtient une imprégnation complète de toutes les lignes de ciment qui séparent les cellules de la couche superficielle. Ce sont des cellules plates, larges, de forme polygonale, transparentes, un peu plus allongées dans le sens qui correspond à l'axe du cordon, que dans l'autre. Leurs bords sont nets, anguleux, et leurs angles correspondent tout à fait avec ceux des cellules voisines. En soumettant des préparations imprégnées à l'action prolongée de l'éosine hématoxylique, on colore les noyaux en bleu foncé et le protoplasma en rose pâle. Avec le carmin, on réussit à colorer faiblement les noyaux, mais la substance fondamentale reste réfractaire. Le noyau est volumineux, il occupe le centre de la cellule et contient dans quelques cas un petit nucléole. Souvent il est irrégulier et étalé, comme s'il avait été soumis à une compression quelconque. Le protoplasma est homogène, transparent, et ne présente que de rares granulations qui entourent le noyau. En traitant de la même manière la surface épithéliale d'un cordon de mouton, on observe une disposition à peu de chose près identique. Les cellules ont la même forme polygonale, mais elles ne présentent pas comme chez l'homme un diamètre prépondérant dans le sens axial du cordon. Leur noyau et leur protoplasma ne présentent rien de particulier. Mais ce qui frappe ici, c'est l'existence, en certains points, de cellules dont l'étendue est deux ou trois fois supérieure à celle des cellules voisines, leur forme restant la même. Ces grands éléments sont quelquefois perdus au milieu des petites cellules ordinaires, mais ailleurs on les rencontre par groupes, ce qui permet d'en apercevoir une dizaine et plus sous le champ du microscope. La coloration à l'hématoxyline laisse voir à leur intérieur tantôt un seul, tantôt deux noyaux. Ils occupent le centre de la cellule et sont très rapprochés l'un de l'autre. Leur protoplasma est toujours très transparent et ne contient jamais de granulations. Elles ressemblent à de larges squames qui auraient été aplaties par une compression exercée à leur surface, et paraissent plus minces que les cellules voisines. Nous n'avons pas rencontré ces éléments particuliers dans l'épithélium des cordons humains.

Sur des préparations traitées par l'argent on voit certains points où le revêtement épithélial est irrégulier et paraît formé de cellules présentant un pourtour plus petit que les voisines. Si on colore les noyaux, on voit que chaque cellule circonscrite par l'argent n'en renferme pas toujours un. Les petites cellules sont celles qui en manquent. Les lignes d'argent ne sont pas elles-mêmes toujours bien indiquées, elles sont mousses, et présentent de petites taches comme s'il y avait des points où elles seraient plus larges qu'ailleurs. Il semble qu'à ce niveau l'épithélium ait été remanié et on est tenté de rapprocher ces figures des figures semblables que l'on observe sur les feuillets de l'épiploon et où l'endothélium a été remanié par le passage des globules blancs.

Nous arrivons maintenant à une question très controversée et qui a été différemment résolue par les auteurs, c'est celle de savoir s'il existe des stomates entre les cellules de l'épithélium du cordon.

Köster a décrit et figuré des stomates entre les cellules et a même vu à leur intérieur des cellules rondes qui les remplissaient. Il laisse seulement indécise la question de savoir si ces éléments viennent du dehors ou des canaux du suc, qu'il supposait en rapport avec les stomates.

Winkler (1) décrit ainsi les stomates du cordon : « Ils paraissent faits à l'emporte-pièce, dirigés de haut en bas dans les éléments cellulaires et creusés à leur intérieur. D'autres lacunes épithéliales ont la forme d'un entonnoir dont les bords sont striés circulairement. » Ailleurs il dit que ces stomates établissent une communication facile avec la profondeur.

Le professeur Renaut, en 1872, a considéré les figures décrites par Köster comme des stomates, comme des globes de mucus remplissant les cellules profondes et recouvertes par les squames superficielles.

Birnbaum regarde ces productions comme des vésicules épithéliales.

Anna Hotz décrit ainsi ces figures :

« On trouve à la surface du champ de recherches des figures groupées ou isolées, circulaires, qui ressemblent à des lacunes. Elles sont entourées par une ligne sombre et leur intérieur présente parfois un éclat particulier. Sur elles passe une squame formant couvercle et dans laquelle on voit souvent des granulations brillantes. C'est ce couvercle que Köster a décrit comme un bouchon remplissant et débordant le stomate. » Elle conclut en disant que ce sont là des vésicules épithéliales correspondant à des noyaux dilatés.

H. Müller partage l'opinion de A. Hotz. Il a dissocié des cellules de la couche profonde et a vu la cavité persister dans la cellule ainsi isolée.

(1) Winkler, *Textur und Zelleben in den Adnexen des menschl. Eis.* 1870, p. 15.

Cette observation concluante détruit entièrement l'hypothèse que ce sont là des stomates, mais elle ne dit rien sur l'origine et la signification de ces cavités.

Nous décrirons, avec le professeur Renaut, ces figures particulières comme des globes de mucine existant dans les cellules de la couche profonde. On observe souvent autour du noyau de ces éléments des gouttes de matière réfringente, probablement muqueuse, qui, sur certains points, se réunissent pour former un globe unique très volumineux. Ce globe est transparent, homogène et il est limité par une ligne à double contour. On ne saurait mieux le comparer qu'à une goutte de graisse. La lame épithéliale passe au-dessus de lui et la dissociation permet de voir qu'il s'agit là, non d'une cellule ouverte, mais d'une cellule épithéliale devenue vésiculeuse, présentant un noyau refoulé à la périphérie, toujours fermée, et qu'on n'ouvre qu'en perforant la paroi. (Fig. 3. Pl. II.)

D'autres aspects offerts par les préparations argentées peuvent donner l'apparence de stomates et en imposer tout d'abord. Quand l'imprégnation est faite avec une solution un peu forte, non seulement les cellules de la couche superficielle de l'épithélium sont limitées par des traits noirs, mais encore celles de la couche profonde. L'entrecroisement de ces lignes produit alors, en quelques endroits, l'apparence de petits stomates irréguliers qui semblent exister entre les éléments de la couche superficielle, et ce n'est qu'en faisant varier l'objectif et en examinant la préparation avec soin que l'on peut se convaincre que les traits de ciment sont situés sur deux plans différents. Du reste, en traitant un autre point du même cordon par une solution faible de nitrate, on ne retrouve plus l'apparence de ces stomates, et on peut s'assurer que l'explication que nous venons de donner est exacte.

On a également considéré à tort comme des stomates de petits espaces colorés en noir par le nitrate et qui ne sont autre chose que des pertes de substance causées par la chute d'une squame superficielle. L'erreur s'explique facilement, car le prétendu stomate a des bords assez réguliers et on voit converger sur lui les traits de ciment des cellules voisines qui viennent s'y arrêter brusquement. Ce n'est que sur des coupes de cordon dont on a préalablement imprégné l'épithélium qu'on peut se convaincre que l'on n'a affaire qu'à de faux stomates. On voit en effet aux points où ils existent, une petite vacuole correspondant à la perte de substance laissée par l'élément parti, et limitée inférieurement par les cellules de la couche profonde, entre lesquelles on ne distingue aucun interstice. Ailleurs on voit des squamules à demi détachées, et dont la chute est destinée à donner naissance à une petite cavité simulant un stomate.

Au point où l'amnios se prolonge sur le cordon ombilical, H. Mueller a observé par place des productions analogues à des villosités, auxquelles on a donné le nom de caroncules. Il faut les regarder comme le résultat de végétations locales de l'épithélium, et elles sont dues à une prolifération de la couche génératrice. Au-dessus de l'amas de cellules qui les forment et qui prennent le type malpighien passe la couche de squamules superficielles qui recouvre toute la surface du cordon. Des productions semblables mais exagérées dans leurs dimensions se retrouvent sur le cordon des ruminants.

Le cordon ombilical du mouton est semé sur toute sa surface de petites sailles rugueuses, visibles à l'œil nu et donnant au doigt la sensation d'une rape. Ce sont des productions épithéliales dont la nature se rapproche de celle des caroncules. A leur niveau, le tissu conjonctif se relève comme pour former une petite papille, et l'épithélium, qui partout ailleurs n'est formé que de deux couches, subit ici un véritable bourgeonnement. La couche génératrice tapisse comme toujours la lamelle connective la plus superficielle, mais au-dessus d'elle il existe cinq ou six couches ou plutôt un amas de cellules qui vont en se transformant insensiblement à mesure qu'elles s'élèvent. Les plus inférieures reproduisent le type des cellules génératrices, les supérieures sont des squamules qui continuent à la surface de cette sorte de bourgeon épithélial le revêtement superficiel du reste du cordon. Vues à plat sur une lame épithéliale étalée, ces villosités paraissent formées de cellules disposées en couches concentriques, qui sont comme ailleurs limitées par des traits de ciment réguliers.

CHAPITRE VI

Vaisseaux Sanguins

SOMMAIRE : — Origine des vaisseaux du cordon. — Veine et artères ombilicales. — Type général présidant à leur structure. — Etude des artères. — Endartère, fibres musculaires. — Absence d'adventice. — Etude de la veine. — Capillaires sanguins du cordon. Absence de vasa vasorum. — Nerfs du cordon.

Nous avons déjà indiqué dans l'introduction de ce travail l'origine des vaisseaux sanguins du cordon ombilical. La vésicule ombilicale est accompagnée de vaisseaux qui disparaissent avec elle ou ne laissent jamais que des vestiges peu importants. Les vaisseaux persistants, ou vaisseaux ombilicaux, se développent avec la vésicule allantoïde, suivent son pédicule et constituent dans le cordon les artères et la veine ombilicale. Les vaisseaux capillaires sont très peu développés. Niés autrefois par presque tous les auteurs, on admet aujourd'hui qu'ils forment un réseau unissant entre elles les artères et les veines et un autre réseau situé sous l'épithélium, n'existant qu'au voisinage de l'ombilic et en relation avec les capillaires cutanés du fœtus. Ces deux systèmes sont du reste très peu développés.

Nous n'insisterons pas ici sur les caractères macroscopiques de ces vaisseaux, sur leurs différences de volume, leur enroulement en spirale, leurs anastomoses et leurs valvules. Ce travail a été fait avec beaucoup de soin par Berger et Hyrtl et nous ne pourrions que répéter ce qu'ils en ont dit.

Mais si ces anatomistes se sont beaucoup occupés de l'aspect et de la grosse anatomie de ces vaisseaux, ils ont laissé entièrement de côté la structure intime de leurs parois. Tous les histologistes les ont regardés comme formés sur le type des autres vaisseaux, veines et artères de l'économie, et n'ont jamais consacré que quelques lignes à leur description. Kölliker se contente de dire qu'ils possèdent une tunique musculeuse avec fibres longitudinales et transversales, ce qui leur donne grande contractilité. Ch. Robin (1) qui s'est beaucoup occupé de leurs rapports avec les parois abdominales à leur passage à l'ombilic, dit que leur structure ne diffère pas de celle des autres vaisseaux, mais que seulement la tunique adventice est remplacée par la gélatine de Wharton. Enfin, Tait signale comme formant les parois de la veine des fibres musculaires disposées en réseau irrégulier.

Les premières fois que l'on examine une coupe transversale du cordon, on éprouve une certaine difficulté à distinguer rapidement la coupe de la veine ombilicale de celle des artères. C'est dire par conséquent que les différences de structure qui existent entre ces deux ordres de vaisseaux ne sont pas très tranchées et demandent à être cherchées avec soin. Ils sont les uns et les

(1) Ch. Robin. — *Mémoires de la Société de Biologie* 1860.

autres construits sur un type assez particulier différant sensiblement de celui des autres vaisseaux de l'économie, et que nous caractériserons en un mot en disant qu'il est presque essentiellement *musculaire.*

Quand on fait une coupe transversale d'une artère de distribution telle que la radiale, à peu près comparable comme calibre à une des artères du cordon, et qu'on la colore par le picro-carmin, on reconnaît sans peine dans sa tunique un certain nombre de couches bien séparées. La limitante élastique interne onduleuse et vivement colorée en jaune sépare la couche interne de la couche moyenne, et les fibres musculaires qui composent cette dernière sont isolées du tissu conjonctif de l'adventice par la limitante élastique externe. Sur la coupe d'une artère du cordon ces diverses couches si tranchées sur la radiale ne se retrouvent plus; les deux limitantes n'existent pas ou c'est à peine si l'on retrouve quelques vestiges de la limitante interne. L'adventice n'existe pas davantage, du moins en tant que membrane vasculaire, et il n'existe aucune transition entre les fibres musculaires et le tissu tendiniforme péri-vasculaire. En revanche la tunique moyenne a atteint un développement exagéré et des zones musculaires nombreuses forment autour de la lumière centrale des cercles serrés. Les mêmes différences existent entre la structure de la veine ombilicale et celle des veines de l'économie. Les fibres musculaires présentent une disposition encore plus irrégulière et sont plus plexiformes dans celles-ci que dans les autres. Pas plus autour d'elle qu'autour des artères il n'existe d'adventice particulière.

Les caractères généraux que nous présentent les vaisseaux ombilicaux peuvent donc se résumer en ceci : prédominance dans leurs tuniques des fibres musculaires, abondance du tissu élastique en tant que fibres très délicates ou grains élastiques, mais état rudimentaire des membranes limitantes élastiques, et enfin absence d'adventice vraie, en ce sens que la tunique moyenne de chaque vaisseau est directement en contact avec le tissu conjonctif tendineux qui occupe l'axe du cordon. Etudions maintenant les caractères particuliers des artères et de la veine.

La meilleure manière d'étudier les artères ombilicales est d'en faire des coupes transversales que l'on colore ensuite avec du picro-carmin ou de l'éosine hématoxylique. On voit alors que leurs parois tendent à se rapprocher les unes des autres de façon à ne laisser persister qu'une lumière étroite ressemblant à une fente triangulaire. Cette fente est limitée par l'endothélium vasculaire dont les noyaux colorés en bleu vif par l'hématoxyline forment autour d'elles comme une rangée de petites perles. Cet endothélium est supporté par une mince zone d'éléments musculaires particuliers qui constitue avec lui l'endartère, en dehors de laquelle se voient une limitante élastique interne rudimentaire, puis les couches musculaires.

L'existence de l'endothélium artériel est démontrée par les coupes transversales, mais, pour étudier la forme de ses cellules, il est nécessaire d'en imprégner les contours à l'aide du nitrate d'argent. Pour cela on ouvre d'abord l'artère sur une certaine longueur, puis on imprègne sa surface, préalablement bien lavée, avec une solution faible de nitrate d'argent à 1/600 environ. Des lamelles de l'endartère sont ensuite enlevées par arrachement et montées dans le baume de Canada ou la glycérine salée. Les cellules endothéliales se montrent alors nettement séparées par de fins traits de ciment teintés en noir, et on peut voir qu'elles ont une forme assez régulière qui rappelle celle d'un losange dont les angles seraient légèrement arrondis. Elles s'emboîtent les unes sur les autres de façon que la partie renflée de l'une corresponde à l'extrémité allongée de la cellule voisine. Les traits de ciment qui les séparent sont très minces. Sur les préparations colorées on peut voir que les noyaux sont ovalaires, aplatis, et ont leur grand diamètre dirigé dans le sens de l'axe du vaisseau. Cet endothélium ne diffère pas en somme de celui qui revêt la face interne des autres artères de l'économie.

Quand on imprègne la surface interne d'une de ces artères, avec une solution faible, l'endothélium est seul visible, mais en se servant d'une solution à 1/100 et en chassant au pinceau les cellules endothéliales, l'argentation montre un réseau cellulaire compliqué, appartenant à l'endartère, et formé par des éléments plats munis de longs prolongements. Ce réseau est analogue à celui qui a été obtenu par le même procédé sur l'endartère des gros vaisseaux, et que l'on a décrit sous le nom de *figures de Langhans*. Ces éléments cellulaires sont respectés par le nitrate et restent blancs et transparents tandis que leurs intervalles sont fortement colorés en noir. Leur corps est volumineux, allongé, étoilé et donne naissance à de longs prolongements qui vont s'anastomoser, soit dans le même plan soit dans un plan inférieur, avec ceux des autres cellules. Quelques-unes de ces cellules sont très allongées, étroites, terminées en pointe et séparées de leurs voisines par une ligne noire peu épaisse, rappelant ainsi l'aspect des fibres musculaires lisses. Ces éléments sont en connexion par leurs prolongements anastomotiques avec ceux qui émanent des cellules étoilées ce qui indique nécessairement une signification identique. Le professeur Renaut (1) a étudié ces cellules étoilées de l'endartère sur des artères de distribution, et il est arrivé à cette conclusion qu'elles ne sont pas, ainsi qu'on l'avait dit auparavant, de nature conjonctive; sur des coupes colorées au picro-carmin, on voit à leur centre un ou deux noyaux dont la forme reproduit celle de l'élément étoilé, et on distingue dans leur protoplasma une striation longitudinale d'une grande régularité, qui le divise en baguettes comparables aux cylindres primitifs des fibres musculaires lisses. Elles semblent plutôt analogues à des cellules contractiles et le professeur Renaut les compare à celles de la tunique moyenne de l'aorte, décrites par Ranvier comme cellules musculaires striées longitudinalement et irrégulièrement rameuses.

Nous avons déjà dit que le tissu élastique était en petite quantité dans les vaisseaux ombilicaux. On le rencontre en effet rarement sous la forme de fibres aussi développées que dans les vaisseaux ordinaires, mais seulement sous la forme de fibrilles très déliées constituant un fin réticulum, ou sous celle de grains élastiques. Ceci explique pourquoi la limitante élastique interne

(1) J. Renaut. *Note sur l'anatomie générale de l'endartère.* Gazette médicale de Paris, 1878.

n'a pas une existence constante. Quand on la rencontre, elle est réduite à quelques fibres élastiques onduleuses, à double contour qui séparent l'endartère de la tunique moyenne, mais le plus souvent ces fibres ne forment pas une ligne continue et sont suppléées par des grains élastiques qui occupent leur place. Dans la tunique moyenne, les paniers élastiques décrits par M. Renaut, entre les fibres musculaires autour desquelles ils forment un véritable réseau, n'existent jamais ; ils sont remplacés par des grains élastiques semés entre les fibres lisses ou par le réticulum dont nous avons parlé. Quant à la limitante externe, nous n'en avons jamais trouvé la moindre trace ; car elle n'est pas même représentée par les grains que l'on rencontre ailleurs. Ce n'est que sur des embryons de mouton de 18 et de 23 centimètres de longueur que nous avons trouvé des fibres élastiques véritables épaisses, interposées entre les fibres musculaires de la tunique moyenne et les séparant en couches parallèles.

Les fibres musculaires constituant la plus grande partie de l'épaisseur de la paroi artérielle, appartiennent au au type musculaire lisse. Elles ont la forme d'un fuseau allongé et contiennent à leur partie centrale un gros noyau étiré en bâtonnet. Elles sont moins serrées que dans les autres artères et sont presque toujours séparées les unes des autres par des traits de ciment très larges restant incolores quand on ne les traite pas par l'argent et remplis par les fibrilles et les grains élastiques. Il est surtout facile de les apercevoir sur les préparations traitées par l'éosine hématoxylique qui les ménage en blanc entre les fibres musculaires colorées en rose vif. Les fibres musculaires sont disposées sur deux couches principales : la plus interne est formée de fibres parallèles à l'axe longitudinal de l'artère et qui se montrent coupées en travers sur une section transversale du cordon ; l'externe au contraire comprend des fibres circulaires qui dessinent autour du vaisseau des cercles concentriques, le plus souvent légèrement plissés. Quelquefois les fibres musculaires de cette zone externe, au lieu d'être régulièrement circulaires, se montrent disposées en un réseau plexiforme.

En dehors de cette couche musculaire, qui tient la place de la tunique moyenne des artères de distribution, existe le tissu conjonctif fasciculé que nous avons décrit. Entre les fibres musculaires et les fibres conjonctives, il y a une séparation brusque sans interposition ni d'éléments élastiques ni de tissu conjonctif lâche.

L'étude de la structure intime de la veine ombilicale nous sera facile maintenant que nous connaissons celle des artères. Nous allons y retrouver les mêmes éléments, sauf la couche des figures de Langhans, et nous verrons que leur disposition y est presque identique. Sur une coupe, la veine reste béante et offre une large lumière tandis que l'artère est plissée. La circonférence de cet orifice central n'est pas absolument régulière, elle est festonnée par des sortes de petits bourgeons de la paroi qui, sur une coupe transversale, ressemblent à de légères saillies, mais qui, se poursuivant sur toute la longueur de la veine, déterminent des cannelures longitudinales. Ces cannelures sont plus ou moins accentuées selon les cordons sur lesquels on les examine, mais il nous a paru qu'elles l'étaient davantage sur les cordons de fœtus à terme que sur les autres.

L'endothélium de la veine ne diffère pas sensiblement de celui des autres veines de l'économie. Imprégné par le nitrate d'argent il se montre composé de cellules déchiquetées comme les pièces d'un jeu de patience, plates, plus longues que larges et ayant leur plus grande longueur dirigée dans le sens de l'axe du vaisseau. Elles sont séparées les unes des autres par des traits de ciment très sinueux et épais, qui, en quelques endroits présentent de petites dilatations dans lesquelles l'argent s'est fortement réduit et qui sont par suite colorées en noir foncé. Au-dessous de l'endothélium et dans les points où il est chassé, on voit les fibres musculaires sous-jacentes également imprégnées et séparées par des traits de ciment. Il est très facile sur des préparations semblables de se rendre compte de leur arrangement dans la tunique de la veine : elles sont minces et très allongées, serrées en faisceaux qui cessent brusquement sur d'autres faisceaux ayant une direction opposée. Tantôt ces fibres sont transversales, tantôt longitudinales, ailleurs elles sont obliques de façon à former des bouquets qui s'épanouissent dans tous les sens. Elles n'ont aucune direction spéciale et il est impossible de déterminer si elles obéissent à une loi d'ordination quelconque. Sur des coupes transversales, elles apparaîssent aussi irrégulièrement disposées, ce n'est que dans de rares endroits qu'elles affectent une direction prédominante longitudinale ou circulaire ; presque partout elles forment un réseau plexiforme en s'accolant les unes aux autres et en se coupant dans tous les sens. Entre elles se voient les traits de ciment dans lesquelles passent, comme dans les artères, les fibrilles et les grains élastiques. Dans les cannelures toutefois, les fibres musculaires paraîssent être surtout longitudinales, et le système élastique y est plus abondant que dans le reste du vaisseau. — Les vaisseaux du cordon sont toujours dépourvus de vasa vasorum.

Ce n'est pas sur tous les cordons que l'on rencontre des capillaires sanguins, et même on n'en trouve presque jamais sur les cordons humains de fœtus à terme (je laisse ici de côté les capillaires du voisinage de l'ombilic qui appartiennent plus à la peau fœtale qu'au cordon). Des capillaires perméables au sang ne s'observent guère passé le cinquième mois, et après ils se montrent réduits à une petite tige fibreuse ou bien, si leur lumière est conservée, elle est remplie par des granulations épithéliales et graisseuses. Sur des cordons de fœtus de deux à quatre mois, on les voit au nombre de quatre ou cinq au plus sur une coupe. Ils n'ont pour paroi que leur endothélium dont les noyaux se colorent fortement avec l'hématoxyline. Une paroi conjonctive spéciale leur manque et, en dehors de l'endothélium, le tissu connectif propre du cordon se montre aussitôt. Ils sont remplis par des globules sanguins, entre lesquels se voient parfois quelques globules blancs. Quelquefois même, à cette époque, ils ne sont déjà plus perméables. Sur les cordons de chevreau et d'agneau, de 10 à 25 centimètres de longueur, les capillaires sont en nombre considérable, surtout au voisinage du pédicule central. Leur structure est la même que chez l'homme; cependant le tissu conjonctif voisin s'épaissit un peu autour d'eux et forme à quelques-uns une véritable tunique propre.

L'existence de nerfs dans le cordon est encore très discutée. Valentin a signalé leur présence dans l'extrémité ombilicale sur un parcours de 8 à 10 centimètres. Schott (d'Édimbourg) les a vus aussi. Stutz et Kölliker n'ont jamais pu constater leur existence. Quant à nous, nous ne les avons jamais rencontrés dans aucune partie du cordon, ni sur les préparations traitées par l'acide osmique ni sur celles au chlorure d'or. Nous nous contentons de consigner ici ce résultat sans préjuger de la question.

CHAPITRE VII

Conclusion.

SOMMAIRE. — Signification morphologique du cordon. — Vie de son tissu soustrait aux influences lymphatiques, nourri par les vaisseaux seuls. — Absence de nerfs (cristalloïdes diffusés, cellules lymphatiques traversantes). — Qu'arriverait-il s'il y avait des lymphatiques quand le cordon est exsangue et lié et envahi par les germes? — Il meurt de gangrène sèche sans résorption possible. — Son tissu connectif est un département indépendant et clos, sans portes ouvertes du côté de l'organisme fœtal.

Il résulte de l'étude que nous venons de faire que le tissu connectif du cordon n'appartient pas au tissu connectif lâche mais au tissu conjonctif modelé. C'est un tissu fibro-muqueux satellite des fusées vasculaires unissant le fœtus à la masse placentaire, et renfermant dans son épaisseur le pédicule épithélial allantoïdien autour duquel il s'est développé.

Les conditions spéciales au milieu desquelles s'effectue le mouvement vital dans cette portion de l'embryon ont déterminé une modification toute particulière du tissu connectif péri-vasculaire. Ce tissu, bien que présentant l'organisation fibreuse la plus nette et la plus solide, est incessamment parcouru par des cellules lymphathiques. Ces cellules, et c'est ici un cas tout particulier, prennent leur origine dans des vaisseaux sanguins volumineux, munis d'une épaisse couche musculaire. Elles traversent le cordon et gagnent la cavité amniotique en épuisant sur leur parcours leur action nutritive qui est la seule à laquelle soit soumis le tissu connectif gélatineux. Tandis que les tendons et les aponévroses épaisses présentent des espaces interfasciculaires trop peu libres pour la progression des éléments lymphatiques, le tissu du cordon peut être aisément parcouru par ces derniers à la façon de la cornée transparente ; les éléments migrateurs trouvent en effet un chemin facile dans les intervalles des faisceaux infiltrés de substance fondamentale muqueuse. En résumé donc, il s'agit ici d'un tissu fibro-muqueux réadapté à la nutrition par la lymphe, bien qu'il ne possède pas de voies lymphatiques canaliculées.

Dépourvu de nerfs propres, le tissu du cordon est nourri par la lymphe qui a filtré des vaisseaux sanguins. Il est en quelque sorte passif devant cette nutrition. Il reçoit du sang le plasma chargé de cristalloïdes diffusés, les cellules lymphatiques lui apportent l'oxygène, le glycogène et vraisemblablement aussi les éléments de la substance fondamentale muqueuse qui s'accroît sur certains points par larges îlots. Une fois formée, cette substance ne peut être que difficilement résorbée puisque le cordon ne possède aucune voie de retour appartenant au système lymphatique et que la veine qui le parcourt n'envoie pas de capillaires dans la gélatine de Wharton. Rien, sauf les cellules lymphatiques qui, en vertu de leurs mouvements propres peuvent percer les parois de la veine ombilicale, ne peut ramener dans la circulation sanguine les substances excrémentitielles résultant des actions vitales dont le tissu connectif du cordon est le théâtre. Aussi la substance muqueuse ne fait la plupart du temps que s'accroître. Elle est en outre maintenue à l'état de gelée par l'immersion du cordon dans les eaux amniotiques, c'est ce que montre bien l'apparence que prend l'organe lorsqu'on l'a soumis à la dessiccation; la substance muqueuse semble disparaître tout entière et on ne voit plus que les vaisseaux tournés en hélice à la façon d'une plante volubile. En réalité un très faible poids de mucine extrêmement développée et gonflée par l'hydratation, infiltre les espaces interorganiques du cordon. Le tissu connectif de ce dernier prend, par suite, une consistance semi-liquide analogue à celle du corps vitré de l'œil, condition tout à fait favorable pour la protection des vaisseaux. Ces derniers sont de la sorte entourés d'un manchon ayant à la fois la résistance d'un tendon, l'élasticité et l'incompressibilité d'un manchon liquide.

L'absence des vaisseaux lymphatiques dans le cordon nous paraît être le résultat d'une adaptation fonctionnelle curieuse. Après la naissance, le cordon doit se flétrir, et cela parce qu'il ne possède pas de capillaires sanguins et qu'il vit de la transsudation latérale effectuée sur le trajet des gros vaisseaux qu'il parcourt. Si le cordon, devenu exsangue et se flétrissant par le mécanisme de la gangrène sèche, renfermait des vaisseaux absorbants tels que les lymphatiques, ces derniers pourraient devenir la voie d'introduction d'une foule de produits septiques dans la circulation du nouveau-né. Mais aucune résorption n'est possible, justement parce que le tissu muqueux ne renferme pas de vaisseaux perméables, indépendants de la circulation sanguine qui s'arrête lors de la naissance. Son tissu connectif péri-vasculaire peut être envahi sans danger par tous les germes de l'air et des eaux, car il constitue un département absolument indépendant et clos, sans portes ouvertes aux résorptions quelconques du côté de l'organisme fœtal.

BIBLIOGRAPHIE

Ahlfeld. — Die Allentois des Menschen und ihr Verhältniss zur Nabelschnur. *Archiv für Gynækologie. Band X, heft 1*, 1876.

Andrae. — Nabelschnurwindung. — Diss. inaugurale. Kœnigsberg 1870.

Berger.— Recherches sur la conformation intérieure de la veine et des artères ombilicales. — *Archives de physiologie*, 1872.

Breslauer. — Ueber die entwickelung des fibrillären Bindegewebes. — *Archiv für mikrosc. Anat. T. V.*, 1869.

Balbiani.— Leçons sur la génération des vertébrés. Paris, 1879.

Cossar-Ewart. — On valvular in the umbilical arteries. — *Journal of anatomie and physiologie*, 1878.

Debierre. — Développement de la Vessie, de la Prostate et de l'Urèthre. Thèse d'agrégation, 1883.

Flourens. — Recherches sur la structure du cordon ombilical. *Annales des sciences naturelles*, 1835.

Frey. — Traité d'histologie et d'histochimie, 1re édition, p. 222.

Hotz (Anna). — Ueber das Epithel des Amnion. — Diss. inaug. Berne 1878.

Hyrtl. — Die Blutgefässe des menschlichen Nachgeburt. Wien. 1870.

Kleinwœchter. — Ein Beitrag zur Anatomie des Ductus Omphalo-mesentericus. — *Archiv f. Gynækologie*, 1876.

Kölliker. — Mittheil. der Naturf. Gess. in Zurik. 1848.

— Embryologie de l'homme. — Trad. française, 1882.

Köster. — Ueber die feinere structur des menschlichen Nabelschnur. — Dissertation inaugurale. Wurzburg 1868.

Leydig. — Traité d'histologie de l'homme et des animaux, 1866.

Milne-Edwards. — Leçons sur la physiologie et l'anatomie comparée de l'homme et des animaux. Tome ix, p. 542. 1870.

Ranvier. — Traité technique d'histologie, 1878.

— Recherches sur la structure et le développement des tendons. — *Archives de physiologie*, 1874.

Renaut. — Note sur le tissu muqueux du cordon ombilical. — *Archives de physiologie*, 1872.

— Sur la forme et les rapports des éléments cellulaires du tissu conjonctif lâche. — *Comptes rendus de l'Institut*, 1876.

Renaut. — Note sur l'Anatomie générale de l'endartère. — *Gazette méd. de Paris*, 1878.

— Sur l'épithélium fenêtré des follicules clos de l'intestin du lapin et de ses stomates temporaires. — *Comptes rendus de l'Académie des sciences*, 1882.

— Sur le mode d'emploi de l'éosine et de la glycérine hématoxylique en histologie. — *Archives de physiologie*, 1881.

— Article Dermatoses, in Dictionnaire encyclopédique des sciences médicales.

— Cours d'anatomie générale professé à la Faculté de médecine de Lyon, 1883-84.

Richet. — Du trajet et de l'anneau ombilical. — *Archives générales de médecine*, 1857.

Robin (Ch.). — Note sur la structure du cordon au niveau de l'ombilic. — *Mémoires de la Société de biologie*, 1860.

Ruge (Carl). — Untersuchungen über den Dottergang und über Capillären in Nabelstrang.—*Zeitschrift f. Geburt und Gynäkol*, 1877.

— — Ueber die Gebilde in Nabelstrang. — *Zeit. f. G. und Gynäk*, 1877.

Sabine. — Notiz über den Bau des menschlichen Nabelschnur. — *Archiv f. Gyn.*, 1876.

SCHOTT. — Die controverse über die Nerven des Nabelstranges, 1836.

STUTZ.— Der Nabelstrang und dessen Absterprocess. — *Archiv f. Gynäk.*, 1880.

TAIT. — Note on the Anatomy of the umbilical cord. — *Proceedings of the royal Society,* 1875.

TARNIER. — Article cordon ombilical. — *Dictionnaire de médecine et de chirurgie.*

VIRCHOW. — Pathologie cellulaire, 1861.

WINKLER. — Die Zotten der menschlichen Amnions. — Iena Zeitsch. f. med. und Naturwissenschaft, 1868.

— Textur structur und Zellenleben in den Adnexen des menschl. Eis, 1870.

Lyon. — Imprimerie J. Gallet, rue de la Poulaillerie, 2.

PLANCHE I

FIG. 1. — Fœtus humain de 11 cent. de longueur. — Coupe du canal allantoïdien. (Ocul. 1., obj. 6, de Vérik).

A. — Couche superficielle de l'épithélium.

B. — Couche profonde.

L. — Lumière centrale.

C. — Tissu conjonctif.

FIG. 2. — Tissu muqueux du cordon d'un embryon de mouton. pris à la périphérie et examiné dans le sérum iodé (Ocul. 1, obj. 6).

A. — Cellules plates appliquées à la surface des fibres conjonctives.

B. — Fibres conjonctives.

C. — Cordelettes plus grêles traversant les alvéoles formés par les fibres plus épaisses et présentant aussi des cellules plates appliquées à leur surface.

FIG. 3. — Lacs de mucine remplissant les mailles du tissu conjonctif sous épithélial. — Fœtus à terme. — Coloration à l'éosine-hématoxylique. (Ocul. 1., obj. 3, de Vérik).

E. — Epithélium.

M. — Lacs de mucine.

C. — Tissu conjonctif.

Fig. 2

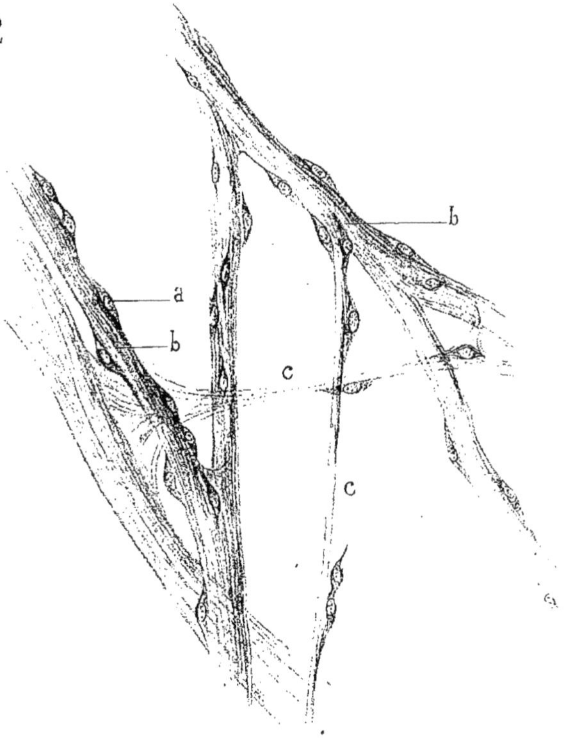

b

a

b

c

c

Fig. 3

c

m

m

e

c

c

m

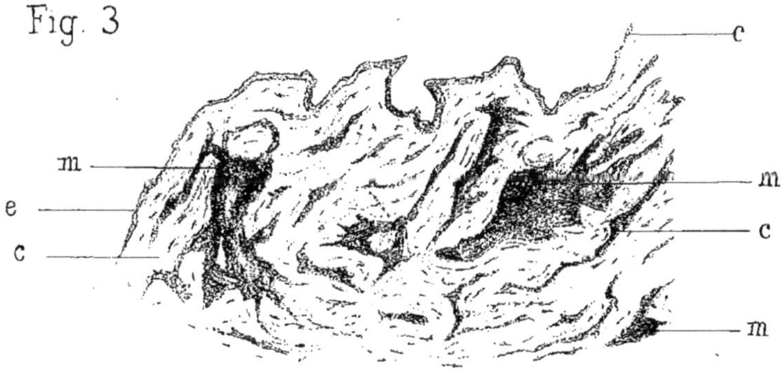

Fig. 1

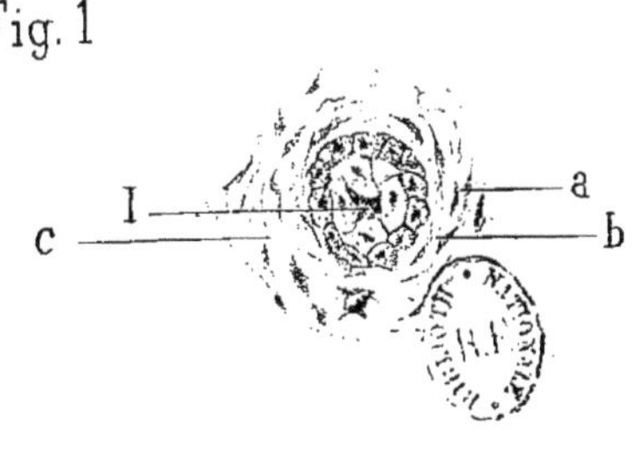

G. Lemoine delineavit.

PLANCHE II

Fig. 1. — Tissu conjonctif du cordon traité par le chlorure d'or. — Réseau anastomotique des éléments cellulaires (Ocul. 1., obj. 6, de Vérik).

C. — Cellules conjonctives.

P. — Leurs prolongements protoplasmiques anastomosés avec ceux des cellules voisines.

E. — Espaces limités par le réseau cellulaire et occupés par les faisceaux conjonctifs et les globes de mucine.

Fig. 2. — Cordon de veau. — Migration des globules blancs sous l'épithélium amniotique (Ocul. 1., obj. 6, de Vérik).

E. — Epithélium.

F. — Fibres conjonctives.

C. — Cellules conjonctives.

G. — Globules blancs.

Fig. 3. — Epithélium de la surface du cordon d'un fœtus à terme examiné dans le liquide de Müller (Obj. 9, immersion de Hartnack, ocul. 1, de Vérik).

On voit au-dessous de l'épithélium deux grosses gouttes de mucine superposées de manière à simuler grossièrement un stomate, mais les plaques épithéliales passent par-dessus et forment un revêtement continu exempt de toute lacune.

Fig. 3

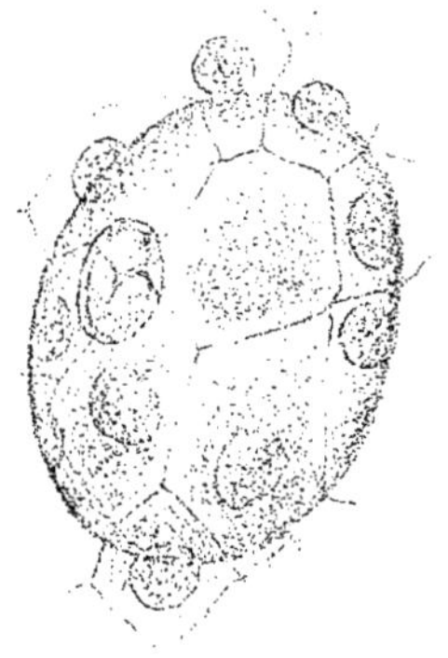

Fig. 1

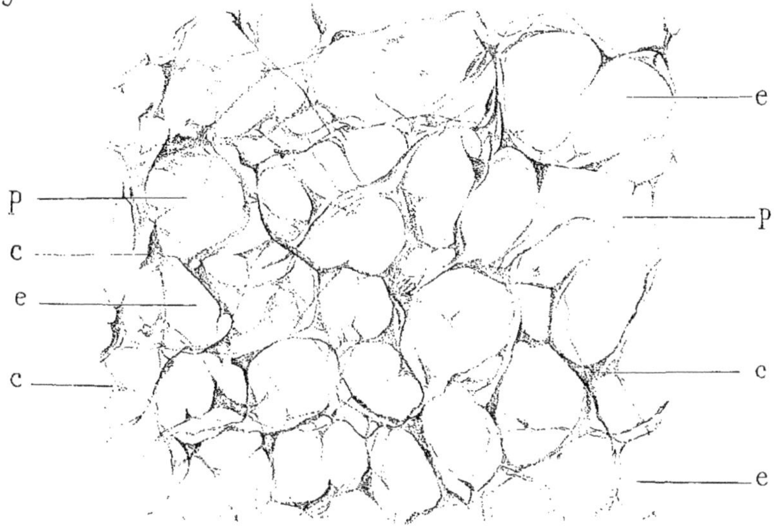

e
p
p
c
e
c
c
e

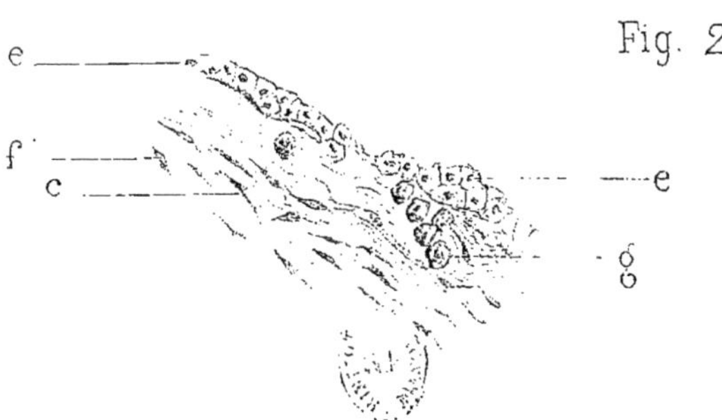

Fig. 2

J. Goujet et G. Lemoine del.

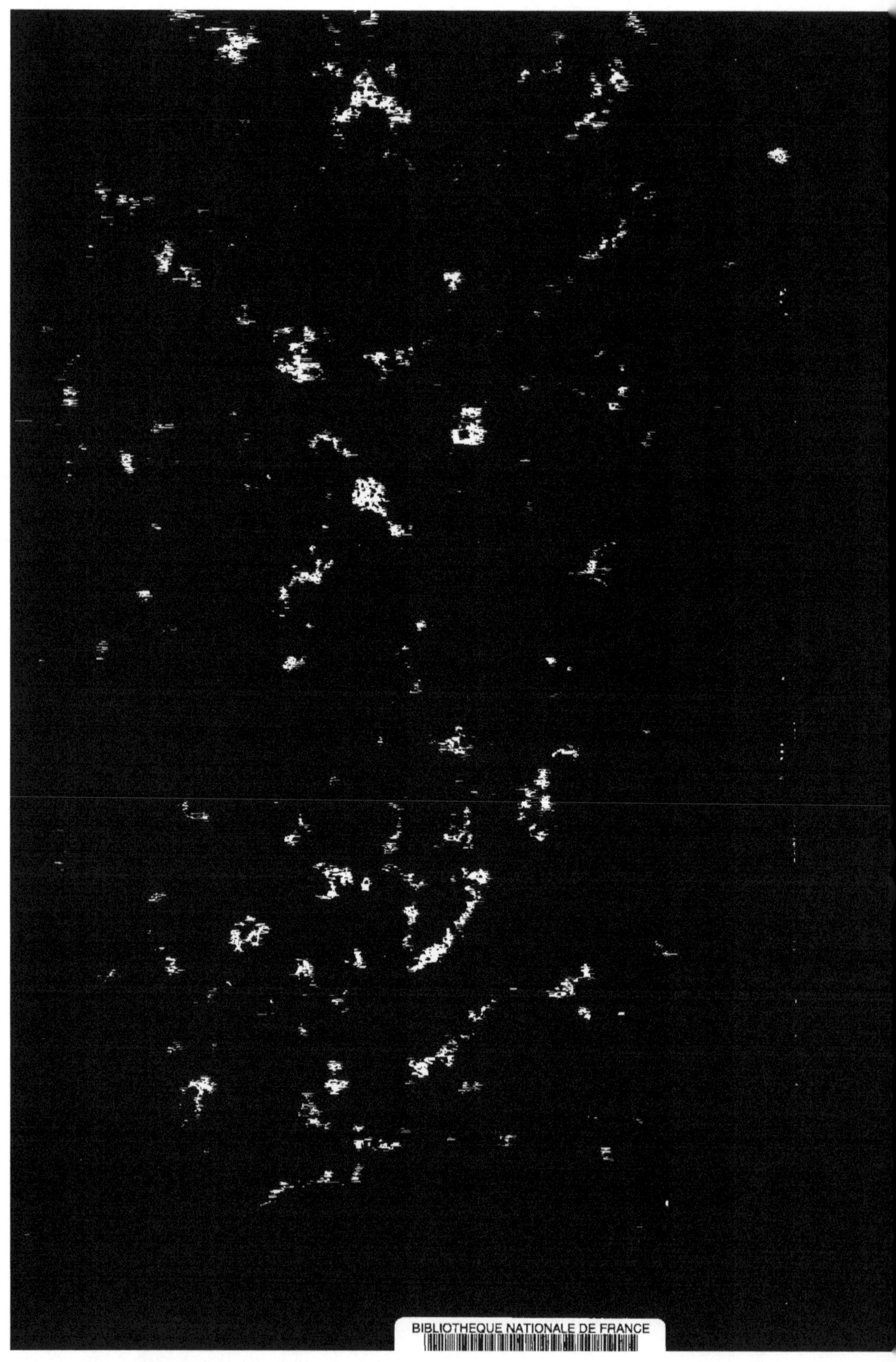

www.ingramcontent.com/pod-product-compliance
Ingram Content Group UK Ltd.
Pitfield, Milton Keynes, MK11 3LW, UK
UKHW012238240726
13966UKWH00003B/1150